beck'sche reihe

bsr

Lange schlafen ist gesund. Fasten entschlackt. Mohrrüben sind gut für die Augen. Alkohol wärmt von innen. Kinderkrankheiten durchmachen ist besser als impfen. Naturheilmittel haben keine Nebenwirkungen. Gesundheitsweisheiten sind oft populär, aber nicht selten falsch und oftmals nur die halbe Wahrheit. Bei genauer Betrachtung machen viele dieser Weisheiten nicht gesünder, sondern im schlimmsten Fall sogar krank. In diesem Buch erfahren Leserinnen und Leser alles Wichtige über die häufigsten Gesundheitsirrtümer und außerdem zahlreiche weitergehende Erläuterungen und Tipps – medizinisch fundiert und trotzdem für jeden verständlich. Es ist ein Gesundheitsbuch für (fast) alle Lebenslagen.

Dr. med. *Michael Prang,* bekannt geworden als «Morning Doc» beim Fernsehsender SAT.1, ist Arzt, freier Medizinjournalist und Autor mehrerer Buchveröffentlichungen zu Gesundheitsthemen. Heute betreibt er unter anderem eine Agentur für Gesundheitskommunikation.

Dr. med. Michael Prang

Vegetarier leben länger

Die 101 größten Gesundheitsirrtümer

Verlag C.H.Beck

Sämtliche Informationen in diesem Buch wurden nach bestem Wissen recherchiert und dem aktuellen Stand der Wissenschaft entsprechend wiedergegeben. Autor und Verlag übernehmen, auch mit Blick auf Druckfehler und fachliche Fehler, keine Gewähr. Nur ein Arzt oder eine Ärztin vor Ort können im individuellen Fall eine Diagnose stellen, über eine Therapie entscheiden und einen Patienten individuell beraten. Zusätzlich sollte man sich vor jeder Medikation anhand des Beipackzettels über das Präparat informieren.

Originalausgabe

Satz, Druck u. Bindung: Druckerei C. H. Beck, Nördlingen
Umschlagentwurf: malsyteufel, Willich
Umschlagabbildung: © Jussi Steudle
Printed in Germany
ISBN 978 3 406 59988 0

www.beck.de

Inhalt

Vorwort

Von Äpfeln, die Ärzte ersetzen und anderen Irrtümern

«An apple a day keeps the doctor away!» Das reimt sich und klingt plausibel. Doch medizinisch gesehen ist dieser Rat aus dem 19. Jahrhundert natürlich blanker Unsinn. Äpfel zu essen verhindert sicher nicht, dass man ab und zu einen Arzt braucht. Ein paar leicht verdauliche Kohlenhydrate, einige Vitamine, Mineralien und diverse andere Stoffe in Kleinstmengen sind zwar durchaus gesund, doch: Dass Äpfel Erkrankungen verhindern können, wie es die Redewendung nahe legt, ist mehr als stark übertrieben. Aber zum Glück ist das in diesem Fall wohl jedem klar.

Die Liste scheinbarer Gesundheitsweisheiten lässt sich jedoch fast beliebig fortsetzen. Und nicht alle sind so augenzwinkernder Unsinn wie das Apfel-Arzt-Beispiel. Bei nüchterner Betrachtung machen viele dieser Weisheiten nicht gesünder, sondern im schlimmsten Fall sogar krank.

In diesem Buch erfahren Sie, liebe Leserinnen und Leser, die Wahrheit über die 101 häufigsten Gesundheitsirrtümer. Damit Sie nach der Lektüre scheinbar Gesundes weglassen und dann tatsächlich gesünder leben, finden Sie außerdem zahlreiche weitergehende Erläuterungen und Tipps.

Übrigens nahm die Redewendung «An apple a day keeps the doctor away!» ihren Ursprung vermutlich 1866 in einer Waliser Zeitschrift. Damals lautete sie noch: «Eat an apple on going to bed, and you'll keep the doctor from earning his bread!» Was frei übersetzt bedeutet: «Iss vorm Zubettgehen einen Apfel, dann sparst du dir das Geld für den Arzt». Bekannt wurde die Redewendung aber erst im 20. Jahrhundert.

Ich wünsche Ihnen viel Freude beim Lesen dieses Buches. Sollten Ihnen weitere, fragliche Gesundheitsweisheiten begegnen, können Sie mir gerne an irrtuemer@michaelprang.de eine E-Mail schreiben. Ich freue mich über jeden aufgeklärten Irrtum.

Ihr Dr. med. Michael Prang
Hamburg, im Frühjahr 2010

P. S.: Essen Sie ruhig weiterhin einen Apfel pro Tag, wenn Sie das bisher getan haben – denn schaden wird es Ihnen nicht!

1. «Sport ist Mord»

Ein lieb gewonnener Klassiker unter den Missverständnissen – und deshalb bis heute wohl eine der häufigsten Erklärungen sportmuffelnder Genussmenschen für ihren bewegungsarmen Lebensstil. Allerdings hat der frühere britische Premierminister Sir Winston Churchill (1874–1965) aller Wahrscheinlichkeit nach weder den Spruch «Sport ist Mord» von sich gegeben, noch hat er überhaupt Sport für lebensgefährlich gehalten. Auch die Anekdote, Sir Churchill habe einem Journalisten auf die Frage, wie er trotz Genuss von reichlich Whiskey, Zigarren und gutem Essen ein derart hohes Alter erreichen könne, «Kein Sport, nur Whiskey!» («No sports, whiskey only»!) geantwortet, ist nicht belegt. Möglicherweise sind aus Sir Churchills Mund ähnliche Wörter gefallen, die sich im Laufe der Zeit einer leichteren Zitierfähigkeit zuliebe zurechtgebogen haben.

Sir Churchill war kein Sportmuffel Sicher erscheint aber, dass Sir Churchill grundsätzlich nichts gegen Sport hatte – im Gegenteil: Der übergewichtige Politiker trieb zwar keinen Leistungssport, doch er war durchaus körperlich aktiv. Er ruderte, spielte Polo, kletterte noch in hohem Alter auf den Kilimandscharo und nahm an Fuchsjagden teil. Hätte Sir Churchill stets gelebt wie ein genusssüchtiger und bewegungsscheuer Bonvivant, wäre er wohl kaum 90 Jahre alt geworden. Womit wieder mal bewiesen wurde, dass Sport ganz schön alt machen kann.

Trotzdem sollten Sie Sir Churchills Leidenschaft für Whiskey, Zigarren und ungesund große Nahrungsmittelmengen nicht nacheifern. Erst recht nicht, wenn Sie das 4. Lebensjahrzehnt schon hinter sich gelassen haben. Denn zwischen dem 4. und 8. Lebensjahrzehnt sinkt auch ohne reichlich Alkohol, Nikotin und permanent hohen Cholesterinwerten die Fähigkeit des Körpers, Sauerstoff aufzunehmen, pro Jahr um rund ein Prozent – mit Sir Churchills Lastern wären es sicher deutlich mehr. Gleichzeitig nimmt dabei die Leistungsfähigkeit ab. Ausdauersport kann diesem Trend aber durchaus etwas entgegensetzen: Ein halbes Jahr lockeres aber regelmäßiges Training gleicht zumindest die konditionellen Folgen einer 20-jährigen Karriere als Stubenhocker einigermaßen wieder aus.

Mehr Lebensjahre durch Fitness im Alter Selbst wenn Sie schon deutlich älter als 40 Jahre alt sind und zudem lange Zeit nichts für Ihre Fitness getan haben, können Sie von regelmäßigem Training profitieren. Das legt eine Untersuchung von Wissenschaftlern an der University of Texas in den USA nahe. Die Forscher hatten männliche Mittfünfziger, die in den 30 Jahren zuvor Sport konsequent vermieden hatten, für sechs Monate in ein Fitnessprogramm aus Joggen, Walken und Radfahren gesteckt. Nach den sechs Monaten waren alle Versuchspersonen so leistungsfähig wie rund 20 Jahre jüngere, untrainierte Personen. Natürlich waren die Probanden vorher auf Herz und Nieren geprüft worden. Außerdem wurde während des Trainings streng darauf geachtet, dass sie ihre Belastung nur langsam steigerten. So konnte sich der Organismus optimal anpassen und das Leistungsvermögen mit der Zeit zunehmen.

Wer ein Minimalpensum von etwa zwei Stunden Ausdauertraining pro Woche über Jahre durchhält, stärkt aber nicht nur seine körperliche Leistungsfähigkeit. Das Risiko, an Herz-Kreislauf-Leiden zu erkranken, sinkt dadurch ebenfalls. Nach einer Studie der Stanford University School of Medicine in den USA gewinnt zum Beispiel ein 45-jähriger Mann, der mit Ausdauersport beginnt und zudem die Finger von den Zigaretten lässt, knapp drei Lebensjahre. Damit wäre dann vielleicht sogar Sir Churchills hohes Alter zu erreichen!

2. Bodybuilder brauchen besonders viel Eiweiß

Muskeln brauchen Eiweiß, damit sie wachsen können und kräftig werden – je mehr Eiweiß, desto schneller und besser wachsen sie auch. Das klingt durchaus logisch. Doch auch wenn die Hersteller von Eiweißpräparaten für Bodybuilder und andere Kraftsportler das sicher nicht gerne hören: Diese Aussage ist falsch! Eine simple Rechnung zeigt warum.

Kraftsportler brauchen im Durchschnitt etwa 0,8 Gramm Eiweiß pro Kilogramm Körpergewicht pro Tag. Selbst Hochleistungs-Bodybuilder brauchen damit nur rund 0,1 Gramm pro Kilogramm Körpergewicht pro Tag mehr als der Durchschnittsmensch. Für diesen relativ geringen Extrabedarf sind Eiweißpräparate allerdings nicht erforderlich. Warum? In Deutschland nimmt jeder Mensch im Durchschnitt schon 1,3 Gramm Eiweiß pro Kilogramm Körpergewicht pro Tag mit seiner ganz normalen Nahrung zu sich – was eindeutig mehr Eiweiß ist, als selbst Profis für den Muskelaufbau benötigen.

Nieren leiden unter dem Eiweiß-Überangebot Nun könnte man sagen: Das bisschen Extra-Eiweiß wird schon nicht schaden. Doch eine zu hohe regelmäßige Eiweißzufuhr kann tatsächlich ungesund sein. Überschüssiges Eiweiß verwandelt der Körper zu Harnstoff und scheidet es dann über die Nieren wieder aus. Studien zeigen, dass viele Bodybuilder pro Tag mehr als doppelt so viel Harnstoff ausscheiden wie Normalsportler. Weil ihre tägliche Urinproduktion dabei jedoch nicht im gleichen Verhältnis steigt, werden die Nieren übermäßig stark mit Harnstoff belastet.

10 Fakten für gesundes Bodybuilding

1. Muskeltraining ist fast in jedem Alter geeignet, um Muskelkraft aufzubauen und zu erhalten. Ob Sie dadurch zum Muskelprotz werden oder sich einfach nur gut fühlen, hängt von der Art und der Intensität Ihres Trainings ab.
2. Besonders wichtig ist ein langsamer Start. Beginnen Sie mit niedrigen Gewichten. Und gönnen Sie Ihren Muskeln nach jedem Training ein bis zwei Tage Ruhe.
3. Kinder zwischen 11 und 15 Jahren sollten bis zum Ende der Pubertät beim Training nur maximal ihr Körpergewicht einsetzen, also zum Beispiel Liegestütze oder Klimmzüge machen. Schweres Krafttraining mit Geräten oder Hanteln würde ihr Wachstum stören.
4. Ab 16 Jahren kann das Muskeltraining an Geräten und Hanteln langsam beginnen. Übungen für die Rumpfmuskeln sind jetzt besonders gut, um die Wirbelsäule zu stützten und Haltungsschäden vorzubeugen. Ab etwa 18 Jahren kann der Körper voll belastet werden.
5. Idealerweise wird das Muskeltraining unter Aufsicht eines gut ausgebildeten Trainers absolviert. Er sorgt dafür, dass vor allem der Knochenbau nicht unter dem Training leidet.
6. Ab dem 25. Lebensjahr nimmt die Muskelmasse wieder ab. Wer jetzt keinen Sport macht, könnte Rückenprobleme und unter Umständen sogar einen Bauch bekommen. Mit gezieltem Muskeltraining lässt sich das aber aufhalten und sogar umkehren.
7. Ein Irrtum ist, dass Übergewichtige kein Muskeltraining machen sollen, weil sie dann noch schwerer werden: Mit fünf Pfund zusätzlicher Muskelmasse verbrennt der Körper auch ohne Extra-Training alle zwei Wochen rund ein Pfund Fett.
8. Zwischen dem 40. und 50. Lebensjahr sind die Muskeln nicht mehr so belastbar wie in jüngeren Jahren. Regelmäßiges Muskeltraining tut jetzt nicht nur den Muskeln gut, sondern auch

den Knochen. Sie werden dadurch fester, womit man Osteoporose (Knochenschwund) vorbeugen kann.

9. Zwischen dem 50. und 60. Lebensjahr sollten die Gelenke und die Wirbelsäule nicht mehr allzu stark belastet werden. Ein leichtes Muskeltraining reicht, um Kraft und Koordinationsfähigkeit zu erhalten.
10. Mit Muskeltraining wird nicht so viel Fett verbrannt wie durch Ausdauertraining. Am besten, man macht von beidem gleich viel. Zum Beispiel montags Muskeltraining, dienstags Laufen, Radfahren oder Schwimmen, mittwochs Pause, donnerstags geht es mit Muskeltraining wieder weiter.

3. Joggen im Wald ist besonders gesund

Auf den ersten Blick klingt das plausibel: Der Sauerstoff in der Waldluft kommt frisch von der Quelle, dazu kommen ein weicher, federnder Boden und eine wohltuende Ruhe. Tückisch für Waldläufer sind allerdings bestimmte Krankheitserreger, darunter jene, die von den auf Sträuchern sitzenden Zecken übertragen werden. Die so genannte Frühsommer-Meningoenzephalitis (FSME) etwa kann eine lebensgefährliche Hirnhautentzündung auslösen, die Borreliose unter anderem die Gelenke und Nieren schädigen. Eine relativ neu entdeckte Bakterienart namens Bartonella soll sogar Herzmuskelentzündungen auslösen können. Endgültig bewiesen ist der Zusammenhang mit Waldläufen zwar nicht, allerdings wurden in den Herzmuskeln mehrerer in Schweden plötzlich verstorbener ‹Waldläufer› Bartonella-Bakterien gefunden. Dass das Joggen im Wald gesund ist, gilt deshalb nur mit Einschränkungen.

4. Naturheilmittel haben keine Nebenwirkungen

Das Gegenteil stimmt in diesem Fall: Heilpflanzen werden dank ihrer speziellen Wirkungen zu Medikamenten verarbeitet. Doch die pflanzlichen Wirkstoffe bestehen natürlich ebenfalls aus chemischen Bausteinen, auch wenn diese in der Natur entstanden sind. Dass Naturheilmittel Nebenwirkungen haben, ist deshalb normal – und manche können gefährlich werden.

Pflanzliche Nebenwirkungen können lebensgefährlich sein Johanniskraut zum Beispiel, ein rezeptfreies Mittel gegen Stimmungstiefs, erhöht die Lichtempfindlichkeit der Haut und kann deshalb schon nach einem kurzen Sonnenbad einen heftigen Sonnenbrand auslösen. Oder Echinacea, ein Extrakt aus dem ‹Roten Sonnenhut›: Der Wirkstoff soll bei Erkältungen das Immunsystem stärken, kann aber auch lebensgefährliche allergische Schocks auslösen. Ein drittes Beispiel ist der Wirkstoff mit Namen Digitalis, der aus der Fingerhut-Pflanze hergestellt wird. Digitalis kann bei Herzkranken die Herzfunktion positiv beeinflussen, aber schon bei einer relativ leichten Überdosierung gravierende Herzprobleme verursachen.

Gehen Sie deshalb mit Naturheilmitteln genauso verantwortungsvoll um wie mit allen Medikamenten. Lassen Sie sich vom Arzt oder Apotheker beraten und lesen Sie Beipackzettel stets ganz durch. Sprechen Sie gleich mit Ihrem Arzt, wenn Sie ein Mittel nicht vertragen.

5. Kortison ist gefährlich

Das ist falsch – zum Glück! Denn von Ärzten korrekt eingesetzt, ist Kortison eines der wichtigsten Medikamente, das heute zur Verfügung steht. Ohne Kortison wären die Friedhöfe vermutlich deutlich größer. Warum wird Kortison dennoch von vielen Menschen als gefährlich eingeschätzt?

Kortison basiert auf dem Cortisol, einem lebenswichtigen körpereigenen Hormon, das in der Nebennierenrinde gebildet wird. Cortisol steuert unter anderem das Immunsystem und spielt bei Vorgängen in der Energieproduktion eine wichtige Rolle. Ohne das körpereigene Cortisol wäre der menschliche Organismus nicht lebensfähig.

Die Entdeckung des Kortisons ist eine Sternstunde für die Medizin Im Jahre 1952 wurde Kortison erstmals als Arzneimittel künstlich hergestellt, eine Sternstunde für die Medizin: Ärzte konnten plötzlich Erkrankungen beherrschen, bei denen sie vorher kaum helfen konnten. Während sich allerdings die Ärzte über die positiven Eigenschaften freuten, litten die Patienten unter den teilweise heftigen Nebenwirkungen des ‹frühen› Kortisons. Darunter waren so gefürchtete Phänomene wie das ‹Vollmondgesicht›, Akne, Wassereinlagerungen und die so genannte ‹Pergamenthaut›. Aus diesem Grund haftete Kortison lange ein negatives Image an. Dass Kortison als Medikament Erkrankungen wie Asthma und Allergien überhaupt erst erträglich gemacht und ungezählte Menschenleben gerettet hat, war häufig nicht bekannt.

Moderne Kortison-Präparate haben kaum noch Nebenwirkungen Heute sind die Kortisone zu modernen Medikamenten herangereift. Es wurden Kortisone unterschiedlicher Stärke entwickelt und die pharmakologische Aufbereitung mehr und mehr ausgefeilt: Kortisonhaltige Asthmasprays etwa wirken nur noch da, wo sie gebraucht werden, in den Bronchien. Weil das Kortison nicht mehr in den gesamten Blutkreislauf gerät, kann es keinen Schaden im Körper anrichten. Schwere Kortison-Nebenwirkungen sind deshalb heute selten, höchstens treten sie noch bei langdauernder und hochdosierter Therapie auf. Von einem Arzt korrekt eingesetzt, ist Kortison also grundsätzlich ungefährlich. Die Nebenwirkungen liegen häufig sogar fast bei Null, ohne, dass ein medizinischer Nutzen geringer wäre.

6. Rotwein fördert den Schlaf

Auf den ersten Blick stimmt das: Wer einen gemütlichen Abend mit Rotwein ausklingen lässt, schläft meist schneller ein. Der Alkohol im Rotwein wirkt dabei wie ein leichtes Betäubungsmittel. Er drosselt den Stoffwechsel der Nervenzellen im Gehirn und macht dadurch müde. Sobald die Konzentration des Alkohols – also des leichten Betäubungsmittels – im Körper aber wieder sinkt, kommt es zu Weckimpulsen. Das dadurch bedingte häufige Aufwachen in der Nacht unterbricht jedoch die Tiefschlafphasen, also jene Phasen des Schlafs, die die Erholung ausmachen. Selbst bei acht Stunden Schlaf fehlt deshalb am nächsten Morgen das Gefühl, ausgeschlafen und fit zu sein. Hinzu kommt, dass Alkohol die Muskeln entspannt, darunter auch die Muskeln von Rachen und Gaumen. Damit fördert Rotwein zwar nicht den gesunden Schlaf, dafür aber das krankhafte Schnarchen.

Milch: ein natürliches Schlafmittel Besser für den Schlaf ist Milch. Das mag nicht so stilvoll sein wie ein Glas Rotwein, aber das in der Milch reichlich enthaltene Hormon Tryptophan fördert den Schlaf. Tryptophan ist ein Wirkstoff, den man auch in Schokolade, Obst und manchen Getreideprodukten findet. Der Körper stellt daraus im Gehirn das ‹Glückshormon› Serotonin her, das auch auf den Schlaf eine positive Wirkung hat.

Wenn Sie vor dem Schlafengehen ein Glas Milch trinken, beschäftigen Sie außerdem für kurze Zeit Ihre Verdauung und bewirken so eine stärkere Durchblutung von Magen und Darm. Auch dadurch entsteht eine gewisse Schläfrigkeit. Nach rund einer Stunde hat die Milch den Magen dann zwar verlassen, aber der Schlaf bleibt.

7. Lange schlafen ist gesund

Keine Frage: Jede Nacht nur ein paar Stunden zu schlafen, ruiniert auf Dauer die Gesundheit. Das kann jeder nachvollziehen. Es gibt aber Hinweise darauf, dass zu viel Schlaf auch schaden kann. So sind die Sterblichkeit und die Krankheitsanfälligkeit bei jenen Menschen deutlich erhöht, die im Durchschnitt mehr als acht Stunden pro Tag schlafen. Die genauen Zusammenhänge sind unbekannt. Vermutlich aber verringert die dauernde Abgeschlagenheit notorischer Langschläfer die Widerstandskraft gegen Erkrankungen. Zudem halten sich die meisten Langschläfer zu lange im Dunkeln auf. Das wirkt sich schließlich negativ auf die Vitamin-D-Produktion aus. Darunter leiden dann die Festigkeit der Knochen und die Stimmung gleichermaßen.

Die Schlafdauer ist nicht allein entscheidend Ob eine Nacht erholsam ist, hängt aber ohnehin weniger mit der Schlafdauer als mit der Qualität des Tiefschlafs zusammen. Einfach mal so richtig lange auszuschlafen, um neue Energien zu tanken, funktioniert deshalb nicht. Jeder muss stattdessen sein individuelles Schlaf-Maß finden. Zwischen sieben und acht Stunden liegt normalerweise das Optimum.

Wer davon abweicht, braucht sich aber keine Sorgen zu machen. Der Schlafbedarf ändert sich mehrfach im Laufe des Lebens. Benötigt ein Säugling noch 16 bis 18 Stunden täglich, pendelt man sich im 20. Lebensjahr auf Werte um acht Stunden ein und braucht dann oft mit zunehmendem Alter noch weniger

Schlaf. Frauen benötigen im Durchschnitt generell etwas mehr Schlaf als Männer und im Winter schlafen alle länger als im Sommer. Wer krank ist, braucht natürlich ebenfalls mehr Schlaf und wer sich ans lange Ausschlafen gewöhnt hat, auch.

Erlaubt ist, was Erholung bringt Darüber hinaus ist alles erlaubt, was Erholung verspricht, einen idealen Schlaftyp gibt es nicht. Wichtig ist einzig, den Schlaf als Ausgleich zu erleben und sich morgens erholt zu fühlen. Raumausstattung, Matratzenmaterial und Temperatur sind dann reine Geschmackssache. Das gilt auch für die Schlafenszeit. So kann es sinnvoll sein, einer Party zuliebe ein paar Stunden vorzuschlafen. Man nimmt dadurch einfach den Tiefschlaf vorweg und braucht später entsprechend weniger Gesamtschlaf. Und entgegen einer früheren Auffassung kann auch der Mittagsschlaf eine gute Idee sein. Die Zeit von 12 bis 15 Uhr ist dem biologischen Tief zwischen 3 und 4 Uhr nachts vergleichbar. Wer sein Nickerchen über 20 Minuten ausdehnt, muss aber damit rechnen, für den Rest des Tages nicht mehr richtig munter zu werden oder Probleme mit dem Einschlafen am Abend zu bekommen.

8. Fasten entschlackt

Um diesen Irrtum aufzuklären, muss man sich zunächst mit folgenden Fragen beschäftigen: Was genau sollen eigentlich Schlacken sein? Und wie können sie überhaupt im Körper entstehen? Nun, Schlacken entstehen für gewöhnlich nur bei der Produktion von Roheisen oder Stahl. Fälschlicherweise wird der Begriff aber auch im Zusammenhang mit dem Fasten gebraucht. Das klingt dann, als wäre der Körper voller kleiner Giftmülldeponien und Schmutzwasserpfützen – die man natürlich unbedingt loswerden sollte.

Doch im menschlichen Organismus existieren gar kein Schlacken, denn Leber, Nieren und Darm sind schon die perfekte körpereigene Müllabfuhr. Das Wort ‹Entschlacken› im Zusammenhang mit Fasten ist wahrscheinlich eine Erfindung von ‹Fasten-Experten›. Vermutlich wollten sie damit die vermeintlichen Vorteile des Fastens besonders gut beschreiben. Böse Zungen behaupten jedoch, dass einige damit nur ihren Verkauf von Fasten-Literatur und Fasten-Kuren ankurbeln wollten. Wissenschaftlich korrekt ist die Sache mit den vermeintlichen Schlacken natürlich nicht. Allerdings klingt für viele Menschen das Märchen mit den körpereigenen Schlacken plausibel, sodass sie gerne daran glauben.

9. Um abzunehmen sind fünf Snacks besser als drei große Mahlzeiten

Eine kleine Mahlzeit oder einen Snack zu sich zu nehmen klingt harmlos. Beim Frühstück, Mittag- und Abendessen jeweils ordentlich zuzuschlagen hört sich dagegen verdächtig an. Doch über den Tag verteilt fünf kleine ‹Snacks› statt drei große Mahlzeiten zu verdrücken, das ist vernünftig.

Und richtig, unter bestimmten Gesichtspunkten ist es das auch. Vorausgesetzt, man hat etwas einigermaßen Gesundes auf dem Teller, bleibt bei fünf kleinen Mahlzeiten das Völlegefühl aus und der Hunger zwischendurch im Rahmen.

Nur die Menge der Kalorien zählt Doch als langfristige Strategie gegen Übergewicht erweisen sich ‹Snacks› eher als kontraproduktiv. Denn je mehr Mahlzeiten man auf der Tagesordnung hat, desto mehr Kalorien kommen am Tagesende zusammen. Kleine Mahlzeiten oder Snacks führen unterm Strich also eher zu Übergewicht, als dass sie es verhindern. Wer auf Dauer abnehmen möchte, ist deshalb mit drei sattmachenden Mahlzeiten pro Tag besser beraten als mit fünf kleinen. Der Grund: Bei drei großen Mahlzeiten lässt sich die Menge der verspeisten Kalorien besser überschauen und gegebenenfalls anpassen. Fünf kleine

Snacks dagegen werden auch schon mal zu fünf mittelgroßen oder großen Mahlzeiten mit der entsprechend größeren Gesamtmenge an Kalorien.

Ernährungsexperten empfehlen zudem, sich nicht auf eine bestimmte Häufigkeit von Mahlzeiten zu versteifen. Wichtig sei es vor allem, ausgewogen zu essen, aber den Hunger stets zu respektieren. Das bedeutet auch, sich nicht fälschlicherweise einem Essrhythmus zu unterwerfen, der nicht zu einem passt. Und so kann es eben sein, dass sich der eine mit fünf wirklich kleinen Portionen am Tag stets richtig satt fühlt, während der andere dafür drei große Mahlzeiten braucht. Entscheidend fürs Körpergewicht ist also nicht, wie oft, sondern was man ißt.

Grasen statt essen?

Auch die aus den USA stammende Diät namens ‹Grazing› klingt zunächst plausibel: Wer über den Tag verteilt sieben Mal isst, soll automatisch abnehmen. Der Grund: Durch die sieben Mahlzeiten wird mehr Energie für die Verdauung verbraucht als dieselbe Kalorienmenge von nur drei Mahlzeiten ausmachen würde. Bringt also das ‹Grasen› wie eine Kuh statt Essen wie ein Mensch endlich den ersehnten Abnehmerfolg?

Wohl nicht, denn das ‹Grazing› hat sich nicht durchgesetzt. Der Grund ist vermutlich, dass es nur auf dem Papier funktioniert, aber nicht im wirklichen Leben. Zum einen ist der Aufwand für die siebenmalige Essenszubereitung auf Dauer viel zu hoch. Und zum anderen tendieren die meisten Menschen schon bei drei Mahlzeiten dazu, mehr zu essen, als sie Kalorien brauchen. Zu erwarten ist deshalb, dass bei sieben Mahlzeiten über kurz oder lang noch einmal deutlich mehr Kalorien verspeist werden.

10. Gegen Tinnitus lässt sich nichts ausrichten

«Damit müssen Sie leben!» Wenn ein Arzt so auf einen Patienten mit Ohrgeräuschen (lat.: Tinnitus) reagiert, sollte sich dieser zügig einen anderen suchen. Denn gegen Ohrgeräusche lässt sich sehr wohl etwas unternehmen. Je früher, desto größer sind die Chancen, dass das Phantomgeräusch im Ohr tatsächlich wieder verschwindet. Panik ist nicht angebracht, aber: Wer Tinnitus bekommt, geht am besten umgehend zum Arzt und lässt konsequent nach den Ursachen forschen. Hier ist unter Umständen Hartnäckigkeit gefragt, denn Tinnitus darf nicht nur auf Stress geschoben werden. Probleme mit der Halswirbelsäule, den Kiefergelenken, Viruserkrankungen, manche Medikamente und einiges mehr können ebenfalls Tinnitus verursachen. Welcher Arzt sich auf Tinnitus spezialisiert hat, weiß die Ärztekammer am Wohnort.

Was tun bei Tinnitus?

Ursachen: Die Ursachen sind noch nicht vollständig erforscht. Die feinen Haarzellen im Innenohr wandeln die Schallwellen in Nervenimpulse um, die dann ans Gehirn geschickt werden. Dort werden aus den Schallwellen schließlich die Höreindrücke. Defekte oder erkrankte Haarzellen überfluten vermutlich das ‹Hörzentrum› im Gehirn mit Störsignalen, so entstehen die subjektiv wahrgenommenen Geräusche im Ohr. Auslöser dafür sind oft Lärm und Stress oder – als Folge davon – Durchblutungsstörungen im Innenohr, bekannt als Hörsturz.

Vorbeugung: Gehen Sie Lärm konsequent aus dem Weg! Ob Presslufthammer, ein Rolling Stones Konzert oder Beethovens Neunte: Mehr als 85 Dezibel (dB) – das entspricht einem vorbeifahrenden LKW – schaden auf Dauer dem Innenohr. Zwölf Stunden Disco-Musik bei 120 dB, und die Rache der Haarzellen ist Ihnen sicher. Können Sie Stress und Anspannung nicht vermeiden, lernen Sie beides zu bewältigen, zum Beispiel mit autogenem Training oder Yoga.

Was tun bei plötzlichem Tinnitus? Neu aufgetretene Ohrgeräusche sind Alarmsignale, die ein zügiges und konsequentes Handeln verlangen. Die ersten Tage entscheiden, denn bei schneller Hilfe ist Heilung häufig möglich, die Ohrgeräusche verschwinden wieder. Suchen Sie deshalb so bald wie möglich einen HNO-Arzt auf. Er verordnet Ihnen je nach vermuteter Ursache Medikamente oder empfiehlt die Abschottung vor dem täglichen Stress. Unter Umständen lässt sich das nur im Krankenhaus erreichen.

Was tun bei chronischem Tinnitus? Besteht ein Tinnitus länger als sechs Monate, sinken die Heilungschancen statistisch gesehen deutlich. Eine Linderung ist aber in fast allen Fällen möglich. Lassen Sie deshalb gründlich nach den Ursachen des Tinnitus fahnden. Sind Halswirbelsäule, Kiefergelenke und Ihr Herz-Kreislaufsystem in Ordnung? Lässt sich kein Auslöser finden, können Sie lernen, mit dem Tinnitus zu leben. Entspannungstechniken wie Autogenes Training und Yoga helfen Ihnen dabei. Eine Psychotherapie bringt mitunter Erkenntnisse, die sich in erstaunliche Behandlungserfolge umwandeln lassen. Eine andere Strategie sind Tinnitus-Masker, die wie ein Hörgerät getragen werden. Mit ihnen wird das oft quälende Ohrgeräusch von einem erträglicheren Rauschen übertönt.

Bei der so genannten Tinnitus-Retrainingtherapie lernen langjährige Tinnitusopfer ähnlich einem Autobahnanwohner, der den ständigen Verkehrslärm irgendwann nicht mehr wahrnimmt, die Lärmfolter im Ohr auszublenden. Das Durchhalten der bis zu zwei Jahre langen Therapie wird belohnt: Tinnitus-Experten berichten von bis zu 30 Prozent Heilungserfolgen und 70 Prozent Erleichterung.

11. Kaffee entwässert und entmineralisiert den Körper

Zahlreiche angeblich wissenschaftliche Studien haben sich mit Kaffee befasst. Die meisten – wenn nicht alle – darf man aber getrost vergessen. Auch die Studien, die scheinbar belegen, dass Kaffee den Körper entwässert und ihm Mineralstoffe entzieht. Oft handelt es sich um Studien mit wenigen Versuchspersonen und entsprechend geringer Aussagekraft.

Richtig ist: Durch normalen Kaffeekonsum wird der Körper nicht entwässert. Zwar scheidet der Körper nach einem Kaffee vermehrt Wasser aus, doch wer über den Tag verteilt nicht mehr als vier Tassen trinkt und zudem genug andere Flüssigkeiten aufnimmt, gleicht den Verlust wieder aus. In Italien wird aus diesem Grund zu jedem Kaffee ein Glas Leitungswasser serviert.

Kaffee enthält viele Mineralstoffe Dass Kaffee dem Körper Mineralstoffe entzieht, stimmt auch nicht. Im Gegenteil: Kaffee ist ein mineralhaltiges Getränk und liefert dem Körper zum Beispiel Magnesium. Wissenschaftliche Beweise für den Entmineralisierungsmythos gibt es nicht. Ebenso wenig reizt Kaffee den Magen bis zum Geschwür, verursacht Herzinfarkte oder Krebs. Der Blutdruck kann zwar nach einer Tasse Kaffee leicht ansteigen. Aber dass Koffein Herzinfarkte auslösen kann, ist nicht belegt. Das Gleiche gilt für eine Kaffeesucht, auch sie ist nicht bewiesen.

Koffein, der Hauptwirkstoff im Kaffee, ist in maßvollen Mengen also nicht nur unschädlich. Koffein kann dem Wohlbefinden dienen. Kurz nach dem ersten Schluck erweitert Koffein die Gefäße im Gehirn und sorgt so für eine bessere Durchblutung. Diese Wirkung schätzen vor allem auch Morgenmuffel: Beinahe schlagartig verfliegen nach dem Morgenkaffee Müdigkeit und schlechte Laune, Aufmerksamkeit und Konzentrationsfähigkeit steigen merklich an, der Kreislauf kommt auf Touren und die körperliche Leistungsfähigkeit steigt.

Jeder reagiert unterschiedlich auf Koffein Die Wirkung des Wachmachers Koffein auf den Schlaf kann jedoch sehr unterschiedlich sein. Während der eine nach einer abendlichen Tasse Kaffee noch bis in die Morgenstunden Schäfchen zählt, hilft Kaffee manchen Menschen beim Einschlafen. Der Grund: Die bessere Durchblutung des Gehirns regt auch das Schlafzentrum an. Auch viele Migräneopfer freuen sich über die gefäßerweiternde Wirkung des Koffeins. Denn oft lassen sich mit einer Tasse Kaffee die peinigenden Kopfschmerzen noch im Anfluge zurückdrängen. Einige Schmerzmedikamente enthalten aus diesem Grund zusätzlich Koffein.

Im Übermaß sorgt Koffein allerdings dafür, dass der Magen mehr Säure ausschüttet und der Körper mehr Stress empfindet. Auch die Reizstoffe, die beim Rösten der Kaffeebohnen entstehen, werden von den Magen- und Darmschleimhäuten nur schwer vertragen. Wer täglich mehr als vier Tassen trinkt, muss deshalb mit Sodbrennen, Händezittern und Durchfall rechnen.

Reizen Reizstoffe?

Schonkaffee und Espresso-Mischungen sind von Natur aus eher ‹sanfte› Kaffeesorten mit wenigen Reizstoffen. Milch dämpft die Wirkung dieser Stoffe noch zusätzlich. Bleiben Sie trotzdem bei maximal vier Tassen am Tag. Und lassen Sie den Kaffee nicht auf der Wärmeplatte Ihrer Kaffeemaschine stehen. Mit dem Verdampfen des Wassers nimmt sonst die Konzentration der Reizstoffe zu und verdirbt Ihnen erst den Genuss und dann den Magen.

12. Das Herz ist der fleißigste Muskel im menschlichen Körper

Ja, das könnte man denken, denn schließlich schlägt das menschliche Herz in Ruhe rund 70 mal pro Minute, um so das Blut immer wieder durch den Körper zu pumpen. Das macht in der Summe dann 100 800 Herzschläge am Tag, 42 Millionen pro Jahr und 3,3 Milliarden Herzschläge in einem 80-jährigen Menschenleben.

Doch der fleißigste Arbeiter im menschlichen Körper ist nicht der Herzmuskel, sondern das Muskelgewebe der Augen. Weit mehr als 100 000 mal pro Tag steuert es unsere Blicke. Selbst im Schlaf muss diese Muskelpartie Höchstleistungen abliefern: Während der Traumphase bewegt sich das Auge ruckartig hin und her (Rapid-Eye-Movement).

Noch mehr menschliche Körperrekorde

Der **kleinste Knochen** im menschlichen Körper ist der so genannte Steigbügel, eines der drei Gehörknöchelchen im Mittelohr. Das zierliche Gebilde ist gerade mal rund 3 Millimeter lang und wiegt maximal 4,5 Milligramm. Seine wichtige Aufgabe besteht darin, den Schall vom Trommelfell zum Innenohr weiterzuleiten.

Der **härteste Knochen** des menschlichen Körpers heißt Felsenbein. Es ummantelt das Innenohr, das die Natur besonders schützen will, weil dort die Hör- und Gleichgewichtsorgane liegen. Das Felsenbein bleibt selbst heil, wenn es direkt von einem Faustschlag getroffen wird. Bricht es, sind meist Auto- oder Motorrad-Unfälle die Ursache.

‹Gluteus maximus› wäre sicher ein hervorragender Name für einen römischen Gladiator gewesen, bezeichnet er doch den **stärksten Muskel des Körpers**. Der Muskel läuft quer über das Gesäß, verbindet Becken und Oberschenkel und sorgt dafür, dass wir nicht nach vorne überkippen. Dank seiner enormen Spannkraft können wir stehen, laufen und springen.

Die **härteste Substanz** in unserem Körper ist so widerstandsfähig, dass man sie nur mit Diamantbohrern bearbeiten kann: der Zahnschmelz. Er besteht zu 98 Prozent aus Mineralstoffen wie Kalzium und Phosphat und schützt die weicheren Innenteile des Zahns. Wer den Schmelz erhalten will, sollte sich regelmäßig die Zähne putzen und ab und zu Kaugummi kauen, um den Speichelfluss anzuregen. Der Speichel baut Säuren ab und reinigt die Zähne. Das ist gut für den Schmelz.

Das **empfindlichste Tastorgan** des Körpers ist die Mundhöhle: Man kann zwischen den Backenzähnen ein einzelnes Haar spüren. Insgesamt beträgt die Vergrößerungswirkung der Mundhöhle etwa 1:10. Kein Wunder also, dass Kinder Gegenstände in den Mund nehmen, um ihre Beschaffenheit zu erforschen.

Die Achillessehne ist die **stärkste Sehne** des menschlichen Körpers. Im Extremfall kann sie Zugbelastungen bis zu einer Tonne pro Zentimeter aushalten.

13. Fasten ist gesund

Das zumindest sagen Fastenanhänger und natürlich viele der Unternehmen, die mit dem Fasten Geld verdienen. Aber dass das Fasten gesund ist, stimmt absolut nicht. Deshalb lohnt es sich, beim Thema Fasten genauer hinzuschauen.

Orthodoxe Katholiken fasten von Aschermittwoch bis Karfreitag, Moslems während des Ramadan solange die Sonne scheint und Juden am Yom Kippur Tag. Gandhi protestierte fastend gegen die Unterdrücker Indiens, und Gefangene fasten mitunter, um Richter und Staatsanwälte zum Umdenken zu bewegen. Die meisten Menschen haben jedoch recht simple Gründe für ihre Fastenkur. Sie wollen ihre «Schlacken» loswerden, den Körper «entgiften», einige Kilos abnehmen oder gar eine Erkrankung «heilfasten».

So einfach ist dies jedoch nicht. Theoretisch könnte ein Mensch zwar rund 100 Tage ohne Essen durchhalten, wenn er gesund ist und viel trinkt. Rechnen Sie allerdings nicht damit, dass nach einer Fastenkur Ihr Heuschnupfen oder Ihre Hauterkrankung für immer verschwunden sind. Unter ärztlicher Kontrolle durchgeführt, kann Fasten zwar manche Krankheiten lindern. Zum Beispiel kann der entgleiste Blutzuckerspiegel eines Diabetikers durch Fasten mitunter wieder unter Kontrolle gebracht werden, und auch eine Neurodermitis reagiert oft positiv auf eine Fastenkur. Allerdings halten diese Effekte nur während des Fastens an, das so genannte «Heilfasten» von Krankheiten gilt unter vielen Stoffwechselmedizinern als Unsinn.

Fasten trainiert vor allem die Selbstdisziplin Fasten kann jedoch eine positive Wirkung auf den Seelenhaushalt haben. Denn für die Vorbereitung und für das Durchhalten einer Fastenkur ist ein hohes Maß an Selbstdisziplin erforderlich. Wenn Sie sich zum Beispiel wieder einmal vom Alltag aufgezehrt fühlen, können Sie durch eine Fastenkur möglicherweise Ihre Balance wiederfinden. Fastenanhänger gelten als sehr durchsetzungsfähige und disziplinierte Persönlichkeiten.

Neben den positiven Wirkungen auf das psychische Wohlbefinden wird dem Fasten häufig auch die Fähigkeit zur «Entgiftung» und «Entschlackung» des Körpers nachgesagt (vgl. S. 22). Leber, Nieren, Darm und Schweißdrüsen sind jedoch schon das perfekte körpereigene Reinigungssystem und sorgen bei guter Gesundheit ein Leben lang rund um die Uhr für Ordnung.

Langes Fasten macht aus Muskeln Energie Medizinisch gesehen hat Fasten also keine Vorteile. Im Gegenteil, Fasten kann Schlafstörungen, Schwindel, Depressionen und Gichtanfälle auslösen. Denn ohne regelmäßige Nahrung baut der Körper zwecks Energiegewinnung vom ersten Tag an auch die Eiweiße in den Enzymen und Muskeln ab. Zwar stellt die Leber in den ersten 24 Stunden noch Energie in Form von gespeicherten Kohlenhydraten zur Verfügung. Doch um nicht zu verhungern, produziert der Körper schon ab dem zweiten Tag Energie aus Aminosäuren, für die er zuvor Muskeleiweiße zerlegt hat. Täglich baut der Körper beim Fasten so rund 50 Gramm Eiweiß ab. Beim längeren Fasten würde die gesamte Muskulatur deshalb sichtbar zurückgehen und es im Herzmuskel unter Umständen zu gefährlichen Rhythmusstörungen kommen. Aus dem gleichen Grund würde auch das Immunsystem unter einer Fastenkur leiden.

Erst nach drei Tagen beginnt der Körper die Fettreserven auch als Energiequelle anzuzapfen. Bis der Mechanismus der Fettverbrennung vollständig greift und der Raubbau der Muskeln gedrosselt wird, vergehen drei Wochen. So lange wird der Organismus mangels Kohlenhydratnachschub mit so genannten Ketosäuren überschwemmt, die den typischen azetonartigen Körpergeruch von Fastenden verursachen. Im Hungerzustand reguliert der Körper außerdem viele Stoffwechselvorgänge herunter. Durch langes Fasten würde man zwar tatsächlich abnehmen – aber bald auch mindestens genauso viel wieder zunehmen, wenn die Ernährung nicht langfristig umgestellt wird.

Fasten bedeutet Stress für den Organismus Fasten ist auch kein wirklich gutes Mittel gegen Hektik und Stress im Alltag, es verstärkt ihn sogar. Denn besonders in den ersten Fastentagen steigt im Blut die Konzentration der Hormone Adrenalin und Serotonin. Eigentlich hat die Natur diesen Mechanismus vorgesehen, um während einer Hungersnot mit einem klaren Kopf auf Nahrungssuche gehen zu können.

Während der Adrenalinschub von Fastenden gern als «zurückgewonnene Kraft» interpretiert wird, regelt Serotonin im Gehirn die dazu passenden Gefühle. Viele Fastende empfinden diese Vorgänge als Bewusstseinserweiterung. Sinkt jedoch nach den ersten Tagen der Serotoninpegel wieder, können Niedergeschlagenheit oder Depressionen die Folge sein. Fällt außerdem der Adrenalinpegel, zieht sich der Blutdruck auf krankhaft niedrige Werte zurück. Dann hätte man zwar keinen Hunger mehr, wäre allerdings vermutlich kaum noch in der Lage, eine Tütensuppe aufzureißen.

«Fasten light» ist eine Alternative Wenn Sie die psychologischen Vorteile des Fastens genießen wollen, ohne die medizinischen Nachteile erleiden zu müssen, dann könnte «Fasten light» die Alternative sein. Beim «Fasten light» stellen Sie zum Beispiel in jedem Frühjahr für sechs Wochen Ihre Nahrung auf überwiegend Gemüse, Obst, Tees und Säfte um, lassen außerdem Nikotin und Koffein weg und schalten im hektischen Alltag einen Gang runter.

Das passiert während einer 10-tägigen Fastenkur in Ihrem Körper

Tag 1: Die Energiezufuhr beträgt null Kalorien. Kraft zum Leben und Arbeiten gewinnt Ihr Körper aus den in Leber und Muskeln gespeicherten Kohlenhydraten. Ihr Blutzuckerspiegel ist dennoch auf dem Tiefstand, was Sie als Hunger, Kopfschmerzen und «weiche Knie» wahrnehmen. Um Ihren Kreislauf zu stützen, müssen Sie viel trinken.

Tag 2: Ihre Kohlenhydratspeicher sind leer, Ihr Hungerstoffwechsel läuft an. Ganz langsam fängt Ihr Körper an, auch aus

Ihren Fettreserven Energie herzustellen. Richtig in Gang kommt dagegen die Energieproduktion aus den Eiweißen, die normalerweise in Ihren Enzymen, Muskeln und anderen Zellen ihre Arbeit tun. Leichtes Ausdauertraining kann den Abbau Ihrer Muskeln herauszögern.

Tag 3: Ihr Körper zerlegt zwecks Energiegewinnung immer mehr körpereigene Eiweiße und verliert dadurch pro Tag 50 Gramm Eiweiß. Ihr Hungergefühl dürfte spätestens jetzt verschwunden sein. Ihnen geht es subjektiv gut. Trotzdem steht Ihr Körper unter Stress, die Blutkonzentrationen der Hormone Adrenalin und Serotonin steigen. Möglicherweise haben Sie Schlafstörungen.

Tag 4: Die Energieproduktion aus körpereigenen Eiweißen ist auf dem Höhepunkt, zugleich werden jetzt auch immer mehr Fettreserven zu Energie umgebaut. Sie fühlen sich jetzt voller Energie und Tatendrang oder sind aggressiv und launisch – beides wäre die Folge des Hormon-Kicks. Bleiben Sie gelassen, wenn Sie Ihren Stresslevel nicht noch weiter erhöhen wollen.

Tag 5: Mit steigender Fettverbrennung geht der Raubbau an Ihren Eiweißen zurück. Doch immer noch wird 60 Prozent der Energie aus Eiweißen gewonnen, die eigentlich für Ihre Enzyme und Muskeln gedacht sind. Wahrscheinlich bemerken Sie an diesem Tag zum ersten Mal einen unangenehmen Körpergeruch.

Tag 6: Die Fettverbrennung zur Energiegewinnung steigt weiter. Ihr Körper ist jetzt hundertprozentig auf Hungern eingestellt. Im Rahmen des Hunger-Notfall-Stoffwechsels produziert Ihr Organismus große Mengen so genannter Ketosäuren, die Haut und Schleimhäute unangenehm fruchtig-sauer riechen lassen.

Tag 7: Ihr Körper produziert heute zum ersten Mal mehr Energie aus Ihren Fettreserven als aus Ihren Körpereiweißen. Der Eiweißabbau geht dadurch zurück, dafür steigt die Ketosäurenproduktion. Ein hoher Ketosäurenspiegel kann die Konzentration der Harnsäure in Ihrem Blut erhöhen und einen Gichtanfall auslösen.

Tag 8: Ihre Fettverbrennung ist auf dem Höhepunkt. Ihr Stoffwechsel entspricht dem Stoffwechsel bei einem mehrstündigen Dauerlauf mit normaler Ernährung.

Tag 9: Ihr Körper gewinnt seine Energie fast nur noch aus Ihren Fettreserven. Ein krankhaft erhöhter Blutdruck würde sich unter diesen Bedingungen möglicherweise auf Normalwerte einpendeln, allerdings nur solange Sie fasten. Weil Ihr Adrenalinspiegel sinkt, könnten Sie etwas schwach auf den Beinen sein, ein fallender Serotoninspiegel bereitet Ihnen möglicherweise schlechte Laune oder löst sogar Depressionen aus.

Tag 10: An diesem Tag dürfen Sie zwar noch nichts essen, aber schon mal ans Einkaufen denken. Aber planen Sie vorsichtig: Ihr Magen und Darm haben zehn Tage keine Nahrung mehr verarbeiten müssen und würden auf plötzlich auftauchende Currywurst, Hamburger oder Pizza rebellisch reagieren. Das «Fastenbrechen» funktioniert mit leichten Nahrungsmitteln und Säften am besten. Kaufen Sie also zum Beispiel Äpfel, Salate, Backpflaumen, Karotten, fettarmen Frischkäse und etwas Brot ein – essen dürfen Sie diese Dinge aber erst am nächsten Tag.

14. Vorbräunen im Solarium schützt vor Sonnenbrand

Auf den ersten Blick macht das Sinn – doch schaut man genauer hin, entdeckt man Folgendes: Die UVA-Strahlen bräunen die Haut zwar sofort, doch ein effektiver Schutz für die Haut entsteht erst durch die UVB-Strahlen. Die UVB-Strahlen der Sonne sind es, die in der Haut die schützende Neubildung von Melanin aktivieren und für eine Verdickung der obersten Hautschicht sorgen. Da in Solarien überwiegend UVA-Strahlung eingesetzt wird, schützt ein Vorbräunen auf der Sonnenbank die Haut nicht vor einem Sonnenbrand – auch wenn die Haut trotzdem braun wird.

Aus diesen Gründen gilt in der warmen Jahreszeit genauso wie im Urlaub im Süden das kleine Sonnenschutz-ABC: A = der Sonne ausweichen, B = gut verträglich bekleiden, und C = sorgfältig mit Sonnenschutzmittel eincremen.

15. Fieber muss sofort bekämpft werden

Nein, die Auffassung, Fieber müsse immer sofort bekämpft werden, ist veraltet. Denn durch den Temperaturanstieg bei einer Infektion wird das Immunsystem erst richtig aktiviert. Fieber ist also eine Verteidigungsreaktion des Körpers gegen Keime, und ein Signal, dass der Mensch Ruhe braucht, um die Erkrankung auskurieren zu können. Fiebersenkende Medikamente sollten deshalb grundsätzlich erst ab etwa 38,5° Celcius eingesetzt werden. Bei Kindern hat sich dafür zum Beispiel der rezeptfreie Wirkstoff Paracetamol bewährt. Erwachsene, die nicht an Asthma oder Magengeschwüren leiden, kommen mit Acetylsalicylsäure, kurz ASS, meist besser zurecht.

Allerdings bekämpfen fiebersenkende Medikamente nicht die Ursache des Fiebers und können eine Besserung vortäuschen. Deshalb gilt: Rufen Sie im Zweifelsfall immer einen Arzt und gehen Sie erst wieder zur Arbeit, wenn Ihre Körpertemperatur auch ohne Medikamente beim Normalwert liegt.

35,9° Celsius: Untertemperatur. Wenn Sie sich wohlfühlen, kann auch eine Körpertemperatur unter 36° Celsius normal sein. Sie müssen dann nichts tun.

36 bis 37,7° Celsius: Normale Körpertemperatur. Durch Sport oder Muskeltraining kann Ihre Temperatur auch ohne Infektion für kurze Zeit auf über 38° Celsius ansteigen.

37,8 bis 38° Celsius: Erhöhte Temperatur. Sie sollten jetzt mehrmals täglich Ihre Temperatur messen. Durch vermehrtes Schwitzen verlorengegangene Flüssigkeit sollten Sie konsequent ersetzen.

38,1 bis 38,9° Celsius: Fieber. Ihr Körper braucht jetzt bis zu vier Liter Flüssigkeit am Tag. Fiebersenkende Mittel dagegen müssen Sie noch nicht unbedingt einsetzen. Hält Ihr Fieber aber länger als drei Tage an, oder verschlechtert sich Ihr Zustand, ist es Zeit für einen Arztbesuch. Heiße Wannenbäder oder Schwitzen unter der Bettdecke können die Genesung beschleunigen. Auch Holunder- und Lindenblütentees wirken schweißtreibend.

39 bis 41° Celsius: Hohes Fieber. Sie sollten jetzt einen Arzt rufen! Sehr viel Flüssigkeit, regelmäßige Waden- oder Brustwickel, fiebersenkende Medikamente und Bettruhe sind die wichtigsten Selbsthilfemaßnahmen.

Über 41° Celsius: Kritisches Fieber. Der Flüssigkeitsverlust durch das Schwitzen nimmt jetzt rapide zu, Ihr Kreislauf und Ihr Stoffwechsel können entgleisen. Rufen Sie deshalb sofort den Notarzt!

Wohin mit dem Fieberthermometer?

In die Achselhöhle? Mindestens fünf Minuten müssen Sie ein Quecksilberthermometer dort liegen lassen, um verlässliche Resultate zu bekommen. Dabei kann es allerdings verrutschen und die Messung dadurch ungenau werden. Kaum zwei Minuten dauert dagegen die Prozedur mit dem Digitalthermometer. Sie bekommen es in jeder Apotheke.

Unter die Zunge? Am sichersten liegt es in der Schleimhauttasche neben dem Zungenbändchen. Kalte und warme Getränke sowie Rauchen vor der Messung beeinflussen das Messergebnis.

In den After? Eine sehr genaue Meßmethode, da die Temperatur im Darmausgang der «zentralen» Körpertemperatur entspricht. Allerdings können bei der Messung Krankheitskeime übertragen werden, wenn das Thermometer vorher nicht desinfiziert wurde.

Ins Ohr? Das Ergebnis liegt in einer Sekunde vor. Der Infrarotfühler des Thermometers misst die Körpertemperatur direkt am Trommelfell, das anatomisch in der Nähe des die Temperatur regulierenden Hypothalamus liegt. Ohrthermometer bekommen Sie in jeder Apotheke.

16. Gegen akute Rückenschmerzen hilft am besten eine Spritze

Die schnelle «Spritze gegen Rückenschmerzen» in den Po-Muskel gilt heute grundsätzlich als Kunstfehler, da sie einige Gesundheitsgefahren birgt. Die häufigste Wirksubstanz in der Spritze – der Name ist Diclofenac – gibt es auch in Form von Kapseln und Tabletten. Alle drei, also Spritze, Kapsel und Tablette wirken jedoch in etwa gleich schnell. Und damit gibt es grundsätzlich keinen Grund für Ärzte, einem Rückenschmerz-Patienten eine Spritze zu geben – Kapseln und Tabletten erreichen ja das gleiche Ziel in der gleichen Zeit.

Abszesse und Nervenschädigungen durch Spritzen Bei einer Spritze in den Po-Muskel können die Nebenwirkungen des Wirkstoffs schneller eintreten und heftiger ausfallen. Möglich ist auch, dass mit der Kanüle ein Nerv getroffen und geschädigt wird. Und schließlich kann es passieren, dass mit der Kanüle Keime in den Körper verschleppt werden und es zu einer schweren Entzündung im Muskel, einem so genannten Abszess kommt.

Dennoch kann es sein, dass ein Arzt aus medizinischen Gründen bei Rückenschmerzen statt einer Kapsel oder Tablette eine Spritze verabreichen muss, weil er keine andere Wahl hat. Das könnte zum Beispiel der Fall sein, wenn der Magen die Tabletten oder Kapseln mit dem Wirkstoff Diclofenac nicht verträgt. In einem solchen Fall sollte der Arzt das allerdings auch entsprechend erläutern. Sollten Sie also wieder einmal Rückenschmerzen haben und Ihr Arzt will Ihnen eine Spritze geben, dann fragen Sie ihn, ob Tabletten oder Kapseln in diesem Fall nicht auch ausreichen würden.

Erste Hilfe bei akuten Rückenschmerzen

Bewegen: Versuchen Sie, langsam und vorsichtig umherzugehen.

Kälte: Legen Sie zum Beispiel ein Kältepack aus dem Kühlfach auf die schmerzende Region (gibt es in jeder Apotheke).

Wärme: Auch Wärmflaschen, Wärmekissen oder ein warmes Bad können schmerzlindernd wirken.

Sauna: Wenn Sie Saunagänge vertragen: 30 Minuten bei 60° Celcius saunen, danach eine halbe Stunde entspannen.

Liegen: Versuchen Sie, eine entspannende Position wie die Stufenbettlage einzunehmen.

Durchblutungsförderung: Probieren Sie, ob Thermosalben oder -pflaster aus der Apotheke etwas bringen.

Rezeptfreie Schmerzmittel: Wenn nichts anderes hilft: Acetylsalicylsäure oder Paracetamol, Extrakte aus der Weidenrinde, Teufelskralle oder Traumeel probieren.

Massagen: Massieren Sie vorsichtig die Schmerzpunkte mit den Fingerkuppen.

Die häufigsten Ursachen für Rückenschmerzen

Hexenschuss: Der Schmerz sitzt meist im Lendenwirbelbereich, kann aber in Gesäß, Leiste oder Oberschenkel ausstrahlen. Jede Bewegung jagt einen ‹Schuss› durch den Rücken.

Bandscheibenvorwölbung: Durch eine ‹ungünstige› Bewegung erhöht sich der Druck in einer der Bandscheiben. Die Bandscheibe wölbt sich dadurch vor und drückt auf die Nerven im hinteren Längsband der Wirbelsäule. Das löst den Schmerz aus.

Bandscheibenvorfall: Der Gallertkern einer verschlissenen und aufgebrochenen Bandscheibe hat sich gegen Nerven geschoben, die seitlich an den Wirbelkörpern vorbeilaufen. Ein Bandscheibenvorfall ist allerdings nur selten die Ursache für akute Rückenschmerzen.

Muskelzerrung: Die Wirbelsäule wird von der Rückenmuskulatur getragen. Eine Zerrung einzelner Muskeln kann Schmerzen verursachen.

Wirbelkörpergelenksyndrom: Die Wirbelgelenke reiben aufeinander und lösen Schmerzen aus, meist ebenfalls im Lendenwirbelbereich. Ursachen können unter anderem Übergewicht, schwache Rückenmuskeln, Bandscheibenschäden sowie Fehlbelastungen am Arbeitsplatz oder beim Sport sein.

10 goldene Regeln gegen Rückenschmerzen

1. **Sitzen Sie richtig!** Stellen Sie zum Beispiel die Höhe Ihres Schreibtischstuhls so ein, dass Ihre Füße mit den ganzen Sohlen auf dem Boden stehen und die Oberschenkel voll auf der Sitzfläche liegen. Letztere sollte leicht nach vorne geneigt sein.

2. **Bringen Sie die Computer-Tastatur in Position!** Ihre Hände sollten flach auf der Tastatur liegen. Dazu stellen Sie den Schreibtisch oder die Tastatur so ein, dass die mittlere Buchstabenreihe drei Zentimeter über der Tischhöhe liegt. Vor der Tastatur brauchen Sie zudem ausreichend Platz für Ihre Handballen.

3. **Stellen Sie den Monitor auf die richtige Höhe ein!** Ihre Augen sollten sich in einer Linie mit der oberen Bildschirmkante befinden. Der ideale Abstand zwischen Ihren Augen und dem Monitor beträgt rund 50 Zentimeter.

4. **Wechseln Sie so oft es geht zwischen Sitzen, Stehen und Gehen.** Telefonieren Sie im Gehen, richten Sie sich ein Stehpult ein, und stellen Sie den Drucker ein paar Meter vom Schreibtisch entfernt auf.

5. **Heben Sie richtig!** Stellen Sie Ihre Füße nahe an die zu hebende Last und gehen Sie zum Anheben in die Hocke. Dann drücken Sie das Gewicht langsam aus den Knien nach oben. Auch zum Absetzen einer Last sollten Sie immer in die Hocke gehen.

6. **Tragen Sie schwere Gegenstände dicht am Körper!** Winkeln Sie den Körper nicht zur Gegenseite ab. Verteilen Sie Lasten möglichst auf beide Arme.

7. **Machen Sie zwei Mal am Tag diese Übung!** Stellen Sie sich eine Armlänge vom Schreibtisch entfernt auf, die Knie leicht gebeugt. Strecken Sie einen Arm gerade zur Decke aus. Beugen Sie sich langsam mit geradem Rücken nach vorne, bis Sie mit Ihrem gestreckten Arm den Schreibtisch berühren. Pro Arm machen Sie zehn Wiederholungen.

8. **Sorgen Sie für Wärme!** Wärme lockert verspannte Muskeln. Ein Roggenkissen, in der Mikrowelle erwärmt und in den Nacken oder ans Kreuzbein gelegt, hilft gegen akute Rückenschmerzen.

9. **Überprüfen Sie Ihre Matratze!** Gehen Sie in ein Fachgeschäft, wenn Sie feststellen, dass Ihr Bett durchgelegen oder Ihnen insgesamt zu weich ist.

10. **Beobachten Sie Ihren Rücken!** Er ist das Spiegelbild unserer Seele. Wir gehen aufrecht, wenn wir stolz sind und sinken zusammen, wenn uns etwas bedrückt. Stellen Sie sich einmal kerzengerade vor einen Spiegel! Wenn Ihnen das schwer fällt, sollten Sie ab heute mehr für Ihren Rücken tun!

17. Schokolade macht süchtig und verursacht Karies und Migräne

Nein, das ist ein Irrtum! Schokolade ist zwar ein Seelentröster, weil Kakao dafür sorgt, dass im Gehirn so genannte Glückshormone wie das Serotonin freigesetzt werden. Die Glückshormone sorgen schließlich dafür, dass Schokolade essen Spaß macht – süchtig wird man davon aber nicht.

Schokolade verursacht auch nicht automatisch Karies. Karies hat zum einen etwas mit Veranlagung zu tun und zum anderen natürlich mit dem Zähneputzen. Ohne tägliches Zähneputzen würde auch Karies bekommen, wer sich hauptsächlich von Mohrrüben ernährt. Verursacht Schokolade Migräne? Nein, wer noch nie Migräne hatte, wird auch durch Schokolade keine bekommen. Schokolade enthält zwar den Stoff Tyramin, der Migräne auslösen kann. Doch das passiert nur bei Menschen, die schon einmal Migräne-Anfälle hatten.

Schokolade ist übrigens nicht nur eine Süßigkeit, sondern ein Nahrungsmittel. Neben Zucker, Fett und Kakao stecken in Schokolade noch rund 300 andere Nährstoffe, darunter auch Vitamine und Mineralien.

18. Nasehochziehen ist ungesund

Glaubt man den Schauermärchen mancher Eltern, soll das Nasehochziehen sehr gefährlich sein, da das ‹Hochgezogene› angeblich im Gehirn landet. Deshalb, und weil es gesellschaftlich nicht akzeptiert ist, solle man in ein Taschentuch schnäuzen. Doch es ist in Wirklichkeit ganz anders. Vehementes Naseputzen, bei dem auch der letzte Tropfen Schleim aus der Nase ins Taschentuch geschnäuzt wird, ist wirklich ungesund.

Beim Naseputzen entsteht für kurze Zeit ein extrem hoher Druck in der Nase. Der Hochdruck kann den von Krankheitskeimen durchsetzten Nasenschleim in die Nebenhöhlen und ins Mittelohr treiben. Dort finden die Keime ‹wohnliche› Bedingungen vor, sodass sich eine Nasennebenhöhlenentzündung oder eine Mittelohrentzündung entwickeln kann.

Beim Nasehochziehen ist der Druck dagegen deutlich geringer als beim Schnäuzen. Der Schleim gelangt deshalb weder in die Nasennebenhöhlen noch ins Mittelohr. Der medizinisch und gesellschaftlich verträglichste Kompromiss ist, ein Nasenloch nach dem anderen zu schnäuzen. Dadurch entsteht ein Sog, der die Nasennebenhöhlen reinigt und so vor einer Infektion mit Keimen bewahrt.

19. Cola greift den Magen an, hilft aber bei Durchfall

Magengeschwüre sollen durch Cola entstehen? Nein, das ist ein Schauermärchen! Es stammt vermutlich aus einer Zeit, in der Großmütter ihre Enkel vor allem warnten, was ihnen unbekannt und deshalb nicht geheuer war. Richtig ist: Cola verursacht keine Magengeschwüre! Denn Cola ist chemisch gesehen in etwa so sauer wie eine mittelstarke Säure. Das ist dem Magen aber egal, da er ja wegen der Verdauung selbst reichlich Magensäure herstellt.

Ein klassischer Gesundheitsirrtum ist auch, dass Cola gut gegen Durchfall sei. Das ‹Hausmittel›, das da heißt, bei Durchfall solle man möglichst viel Cola trinken, beruht darauf, dass der Zucker in der Cola dem Körper helfen kann, verlorengegangene Mineralstoffe wieder aufzunehmen. Voraussetzung dafür ist allerdings, dass man gleichzeitig eine gewisse Menge Salz, etwa durch Salzstangen, zu sich nimmt. Doch für diesen Trick wäre jedes zuckerhaltige Getränk geeignet, es muss also nicht Cola sein. Viele Ärzte empfehlen allerdings besonders für Kinder mit Durchfall das Trinken von Cola, weil Kinder Cola oft besonders gerne mögen und dann viel eher bereit sind, reichlich viel zu trinken. Das wiederum ist sehr wichtig bei Durchfall, um die verlorengegangene Flüssigkeit zu ersetzen.

Stimmt tatsächlich: Cola reinigt Geldstücke Wahr ist dagegen, dass trübe gewordene Geldstücke nach einem Cola-Bad wieder glänzen. Allerdings lässt sich dieser Effekt mit allen Getränken erreichen, die wie Cola ebenfalls Phosphorsäure enthalten. Wahr ist auch, dass Cola Fleisch zersetzen kann. Doch das würde in Orangensaft und in jedem anderen säurehaltigen Getränk auch passieren.

20. Männer bekommen keine Osteoporose

Falsch! In Wirklichkeit erkrankt rund jeder siebte Mann in seinem Leben an Knochenschwund, medizinisch Osteoporose genannt. Ist es jedoch einmal zu Knochenschäden gekommen, lassen sich diese nicht wieder rückgängig machen. Dauerhafte Schmerzen und Bewegungseinschränkungen können die Folgen sein.

Allerdings gilt Osteoporose als typische Frauenkrankheit, denn Frauen leiden sechs mal häufiger an Knochenschwund als Männer. Häufigster Grund dafür ist die Hormonumstellung nach den Wechseljahren. Bei Männern gilt als Hauptursache für Osteoporose ein Mangel des männlichen Geschlechtshormons Testosteron.

Für Osteoporose gibt es keine verlässlichen Frühwarnzeichen

Für Männer wie für Frauen gilt: Den schleichenden Verlust an Knochenmasse spürt man nicht, und Schmerzen setzen oft erst im fortgeschrittenen Stadium ein. Wenn der Arzt die Osteoporose auf einem Röntgenbild erkennen kann, sind bereits rund 30 Prozent der Mineralien verlorengegangen. Zwar gibt es Medikamente gegen Osteoporose, die Therapie ist jedoch langwierig und in vielen Fällen nur mäßig erfolgreich.

Damit es nicht plötzlich zu einem Knochenbruch kommt, sollten auch Männer über 35 Jahre ihre Knochendichte regelmäßig messen lassen. Möglich ist dies zum Beispiel bei einem Orthopäden durch schmerzfreien Ultraschall. Die Untersuchung, die rund 30 Euro kostet, müssen Sie allerdings selbst bezahlen. Die gesetzlichen Krankenkassen dürfen die Kosten dafür erst übernehmen, wenn es zu einem plötzlichen Knochenbruch gekommen ist.

Test für Frauen und Männer: Haben Sie Osteoporose?

Dieser Test verrät Ihnen, ob Sie möglicherweise unter Osteoporose leiden. Wenn Sie eine der folgenden Fragen mit «ja» beantwortet haben, sollten Sie möglichst bald mit einem Arzt darüber sprechen.

- Haben Sie sich jemals aus heiterem Himmel einen Knochen gebrochen? ja ( ) nein ( )
- Mussten Sie schon einmal länger als sechs Monate Kortison einnehmen? ja ( ) nein ( )
- Hat sich Ihre Körpergröße in den letzten Jahren um mehr als fünf Zentimeter verringert? ja ( ) nein ( )
- Hatten Sie jemals eine Magen-Operation? ja ( ) nein ( )
- Wissen Sie von Verwandten, die an Osteoporose erkrankt sind? ja ( ) nein ( )
- Für Männer: Deutet sich bei Ihnen ein Testosteronmangel an, etwa durch zurückgehenden Bartwuchs? ja ( ) nein ( )
- Haben Sie immer wieder starke Rückenschmerzen? ja ( ) nein ( )
- Hat sich an Ihrem Rücken ein Buckel gebildet? ja ( ) nein ( )
- Hatten Sie jemals eine langwierige Erkrankung Ihrer Schilddrüse, der Nieren, der Nebennieren, des Darms oder eine rheumatische Erkrankung wie zum Beispiel Morbus Bechterew? ja ( ) nein ( )
- Haben Sie in Ihrem Leben irgendwann stark geraucht oder sehr viel Alkohol getrunken? ja ( ) nein ( )

So beugen Sie Osteoporose vor

Sport ist ideal, um Osteoporose zu verhindern, da bei Bewegung vermehrt Knochenmasse aufgebaut wird. Gut geeignet sind vor allem Joggen oder Walken, da schon die kleinen Erschütterungen Anreize für die Knochen sind, kräftiger zu werden. Auch Bergwandern, Radfahren und Schwimmen sind gut für die Knochen. Gymnastik stärkt die Muskulatur, stabilisiert die Gelenke und entlastet so das Skelett.

Achten Sie außerdem darauf, täglich mindestens 1 Gramm Kalzium (zum Beispiel in 1 Liter Milch) zu sich zu nehmen. Typische Kalzium-Räuber wie Alkohol, Cola und Zigaretten sollten Sie dagegen zumindest einschränken.

21. Mohrrüben sind wichtig für die Augen

«Mohrrüben sind gut für die Augen!» Das zumindest sagen viele Mütter gerne ihren Kindern, damit diese brav ihre Mohrrüben knabbern. Es ist allerdings falsch! Warum, ist recht einfach zu erklären.

Eines der wichtigsten Vitamine für die Funktionsfähigkeit der Augen ist das Vitamin A. In den Stäbchenzellen der Netzhaut wird es zu Sehpurpur umgewandelt. Sehpurpur zerfällt, wenn er von Lichtstrahlen getroffen wird. Dabei entsteht dann ein elektrisches Signal, das im Gehirn zu dem verarbeitet wird, was man gerade sieht. Bekommt der Körper zu wenig Vitamin A, kann er nicht genug Sehpurpur bilden. Die Folgen wären zum Beispiel schlechtes Dämmerungssehen oder gar Nachtblindheit.

Mohrrüben liefern eine Vorform des Vitamin A, das Beta Carotin. Der Körper kann im Darm aus Beta Carotin in Verbindung mit Fett selbst Vitamin A herstellen. Man müsste allerdings täglich mehrere Kilo Mohrrüben essen, um den Tagesbedarf des Körpers an Beta Carotin allein durch Mohrrüben zu decken. Das tut natürlich niemand, denn zum Glück enthalten auch andere Gemüsearten sowie viele Früchte Beta Carotin, etwa Brokkoli, Spinat, Feldsalat, Nektarinen und Honigmelonen. Vitamin-A-Mangel kommt deshalb in unseren Breiten selten vor.

Mohrrüben sind also sicherlich nicht schlecht für die Augen, aber man könnte genauso gut auf sie verzichten.

22. Warmes Essen am Abend macht dick

Dieses Gerücht hält sich hartnäckig – doch wie soll das funktionieren? Eine wundersame Kalorienvermehrung durch Wärme? Oder ein Körper, der beleidigt die Fettverbrennung einstellt, weil ihm das Essen zu heiß ist? Und das ausgerechnet immer nur abends?

Zwar zeigen Studien mit Personen, die nicht frühstücken oder nur nachts essen, dass die Uhrzeit der Nahrungsaufnahme mehr Einfluss auf die Aufnahme und den Verbrauch von Kalorien haben könnte als bisher geglaubt wurde. Doch bewiesen ist nichts. Und so gilt weiterhin: Das Körpergewicht hängt von der Menge der aufgenommenen und der verbrauchten Kalorien ab. Dabei spielt auch der Stoffwechsel eine Rolle – eine kranke Schilddrüse etwa kann den Kalorienverbrauch erhöhen oder verringern.

Unter bestimmten Voraussetzungen macht warmes Essen am Abend allerdings tatsächlich dick: Abends hat man endlich Zeit und Ruhe zum Essen, und so mancher greift deshalb bei Tisch kräftig zu. Danach geht es mit Krimi, Wein oder Bier und Chips auf die Couch. Alles zusammen macht dann wirklich dick.

23. Bei Heißhunger braucht der Körper dringend Kohlenhydrate

Nein, im Gegenteil: Heißhunger entsteht selten, weil Kohlenhydrate fehlen, sondern weil man die falschen verspeist hat. Wer ständig Heißhunger hat und diesem nachgibt, nimmt deshalb unweigerlich zu. Denn Heißhunger entsteht durch große Mengen «kurzfristiger Kohlenhydrate», wie sie beispielsweise in Zucker, Brötchen und Kuchen stecken.

Die Heißhunger-Kohlenhydrate lassen den Blutzuckerspiegel zunächst in die Höhe schießen. Doch um die Zuckermengen verarbeiten zu können, schüttet der Körper auch große Mengen Insulin aus, wodurch der Zuckerspiegel dann wieder abrupt abstürzt. Der Körper meldet daraufhin erneut Unterzuckerung und verlangt nach mehr Zucker. So entsteht schnell ein kalorienträchtiger Kreislauf, der mit echtem Hunger nichts zu tun hat. Das einzige Gegenmittel besteht in der regelmäßigen Aufnahme von «langfristigen Kohlenhydraten», also etwa Obst, zuckerfreies Müsli und Vollkornprodukte. Sie lassen den Blutzucker nur langsam steigen, der Heißhunger bleibt aus.

Tipps gegen Heißhunger

Meist dauern Heißhungerattacken nur wenige Minuten. Lenken Sie sich also schnell mit etwas ab, was nichts mit Essen zu tun hat. Das erhöht die Chancen, die Attacke nach einigen Minuten überstanden zu haben.

- Putzen Sie mehrmals am Tag Ihre Zähne mit einer minzehaltigen Zahnpasta. Der minzige Geschmack verringert den Heißhunger auf Süßes.
- Trinken Sie zwei bis drei Liter Wasser, Fruchtsaftschorle oder zuckerfreien Tee pro Tag. Besonders warmes Wasser oder Kräutertee in kleinen Schlucken füllt den Magen.
- Essen Sie regelmäßig – am besten viel Gemüse und Obst – und lassen Sie keine Mahlzeit aus.
- Hungern Sie nicht! Essen Sie lieber eine ‹gesunde› Kleinigkeit wie Obst, Salat, Joghurt oder Quark oder ein paar Nüsse.
- Probieren Sie Akupressur gegen Heißhunger: Drücken Sie 20 Sekunden mit dem Zeigefinger auf den Punkt zwischen Ihrer Nase und Ihrer Oberlippe. Der Druck auf diese Stelle soll das Appetitzentrum des Gehirn beeinflussen und so den Heißhunger stoppen.

- Stellen Sie sich bei einer Attacke das Objekt Ihres Heißhungers in langweiligem ‹schwarzweiß› vor. So mancher Heißhunger vergeht daraufhin automatisch.
- Wenn sich die Heißhungerattacke nicht mehr stoppen lässt, essen Sie wenigstens etwas ‹Kluges›: Ein Mohrenkopf etwa hat kaum 100 Kalorien. Und mehr als zwei auf einmal kann man davon ohnehin nicht essen.

24. Schwangere müssen für zwei essen

Nein, das ist ein Irrtum! Der Bedarf an Extra-Energie während einer normalen Schwangerschaft liegt im Durchschnitt bei insgesamt 65 000 kcal. Das sind pro Tag umgerechnet gerade mal 240 kcal. Und die sind schon mit einem zusätzlichen belegten Brötchen am Tag abgedeckt. Für zwei essen, das müssen Schwangere also nicht.

Ein ständiger Überfluss an Nahrung könnte dem Ungeborenen sogar schaden. Sein noch blutjunges Hormonsystem sieht das ständige Nahrungsüberangebot als normal an und stellt seinen Stoffwechsel darauf ein. Als Folge drohen dann schon im Babyalter Übergewicht und entsprechende Folgeerkrankungen wie Bluthochdruck, Blutfetterhöhung, Diabetes und Herz-Kreislauf-Erkrankungen.

Allerdings ist bei einer Schwangerschaft tatsächlich häufig der Bedarf an Vitaminen und Mineralstoffen erhöht. Es kommt also nicht auf die Menge der Nahrung an, sondern auf die richtige Zusammenstellung. Und da liegt eine Schwangere mit einer vollwertigen, gemischten Kost meist schon richtig. Ob die in der Schwangerschaft besonders wichtigen Nährstoffe Jod, Eisen und Folsäure zusätzlich hinzugefügt werden müssen, sollte mit dem Gynäkologen besprochen werden.

25. Je mehr Vitamine, desto besser!

Das zumindest suggerieren viele Hersteller von Vitaminpräparaten. Denn wer zusätzlich Vitaminpräparate einnimmt, so ihre Argumentation, werde seltener krank und sei leistungsfähiger. Und anscheinend haben sie damit auch Erfolg, denn die Auswahl an Vitaminpräparaten in Supermärkten, Drogerien und Internetshops ist fast unüberschaubar. Doch zusätzliche Vitamine sind nur in bestimmten medizinischen Situationen wirklich erforderlich. Von den Vitaminpräparaten profitieren deshalb fast immer nur die Hersteller und Vertreiber.

Denn ganz gleich, ob es sich um ein Multivitaminpräparat handelt, welches das ganze ABC der Vitamine in sich vereint oder einzelne Vitamine in Pillenform angeboten werden: Unter dem Deckmantel, etwas Gutes für die Gesundheit zu bieten, werden oft völlig überzogene Fantasiepreise für Produkte verlangt, die in der Herstellung nur wenige Euro kosten. Vom Körper werden die künstlichen Vitamine zudem meist nicht so gut aufgenommen wie die natürlichen Vitamine aus Obst und Gemüse. Ein frisch gepresster Gemüsesaft ist also grundsätzlich effizienter als der gleiche Saft aus industrieller Herstellung. Bleibt aber noch die Frage, wie viel Vitamine der Mensch überhaupt braucht?

Ein Vitaminmangel kommt in Deutschland sehr selten vor Vitamine sind ohne Zweifel lebenswichtig. Für ein starkes Immunsystem zum Beispiel braucht man besonders Folsäure, Vitamin B12 und Vitamin C. Bei einem Viren-Dauerangriff in der kalten Jahreszeit droht der Vitamin-C-Gehalt in den weißen Blutkörperchen immer weiter zu sinken, wodurch die wichtigen Abwehrzellen immer weiter an Kraft verlieren würden.

Doch genug Vitamine bekommt man schon, wenn man sich ausgewogen und mit viel Obst, Gemüse und Vollkornprodukten ernährt. Zitrusfrüchte, Kiwis, Äpfel, Paprika und Kohl beispielsweise sind reich an Vitamin C. Grünes Blattgemüse und Salate enthalten sehr viel Folsäure – je frischer sie sind, desto mehr. Das zur Blutbildung notwendige Vitamin B12 steckt vor allem in Fischen wie Hering, Makrele und Rotbarsch. Für ein winterfittes Immunsystem sorgen außerdem frische Sprossen und Keime – sie enthalten neben Vitaminen viele Mineralstoffe. Bei dem reichhaltigen Nahrungsmittelangebot hierzulande und einer ausgewogenen Ernährung ist ein Vitaminmangel so gut wie ausgeschlossen. Vitaminmangelkrankheiten wie Rachitis (Vitamin-D-Mangel) oder Skorbut (Vitamin-C-Mangel) gibt es in Deutschland deshalb im Grunde genommen nicht mehr.

Extra-Vitamine sind selten erforderlich Schwangere und Stillende sowie Raucher und Menschen, die regelmäßig bestimmte Medikamente einnehmen, können allerdings tatsächlich einen erhöhten Vitaminbedarf haben. Auch allzu leidenschaftliche Fans von Fast Food, einseitigen Diäten und strenge Vegetarier bekommen unter Umständen nicht genügend Vitamine.

In solchen Fällen aber sollte man mit seinem Hausarzt besprechen, welche Vitamine zusätzlich nötig sind und in welcher Dosierung sie eingenommen werden müssen. Denn Vitamine sind lebenswichtig, und weil sie der Körper mit wenigen Ausnahmen gar nicht oder nur in geringen Mengen selbst bilden kann, muss er von außen damit versorgt werden. Doch die Devise ‹viel hilft viel› trifft für Vitamine nicht zu.

Ein Zuviel an Vitaminen kann schaden Manche fettlöslichen Vitamine wie Vitamin A, D oder E, die der Körper speichert, schaden unter Umständen mehr als sie nützen. Vitamin A beispielsweise, das in korrekter Dosierung für schöne glatte Haut und gute Augen sorgt, kann überdosiert zu Schwindel, Erbrechen, Kopfschmerzen und Kreislaufstörungen führen und bei Schwangeren dem heranwachsenden Baby schaden. Auch mit so genannten ACE-Getränken sollte man vorsichtig sein. Sie sind teilweise mit sehr hohen Mengen Beta-Karotin (einer Vorstufe von Vitamin A) angereichert. Schon 2 mg Beta-Karotin täglich aber können besonders bei Rauchern oder Herzkreislauf-Kranken Gesundheitsprobleme wie Lungenkrebs und Herzinfarkt verursachen.

Nur bei den wasserlöslichen Vitaminen wie C und B wäre ein Zuviel weniger schlimm, da der Körper das, was er gerade nicht braucht, über den Urin wieder ausscheidet. Das heißt, man darf ruhig viel Obst und Gemüse essen!

26. Joghurt stärkt die Abwehrkräfte

Ja, das klingt gut – und deshalb lässt es sich auch so gewinnbringend vermarkten. Wer die Werbung im Fernsehen anschaut, kommt an Gesundheitsjoghurts nicht mehr vorbei. Wahlweise erzählen Frauen strahlend in Werbespots, wie toll der Joghurt ihre blähende Verdauung verbessert hat. Oder ein Mann erklärt den Zuschauern, ein bestimmter Joghurt würde die Abwehrkräfte stärken – vorausgesetzt natürlich, man isst täglich einen davon. Selbstverständlich sei das alles wissenschaftlich belegt. Eine prima Verkaufsmasche ist das, denn wer würde es nicht toll finden, sich mit einem Joghurt gesund zu essen? Und wenn das obendrein noch wissenschaftlich belegt ist, dann kann das ja auch nicht falsch sein.

Joghurt ist gesund Joghurt ist tatsächlich ein gesundes Nahrungsmittel. Er ist beispielsweise gut für Knochen und Zähne, weil er wie viele andere Milchprodukte reichlich Kalzium enthält. Und das Kalium und Magnesium darin sorgen dafür, dass Muskeln und Nerven optimal funktionieren. Die Sauermilchbakterien des Joghurts helfen der Darmflora, leistungsfähig zu bleiben. Bei Verdauungsproblemen können Joghurts den Darm deshalb tatsächlich wieder ins Lot bringen. Ob man dafür namenlosen Billigjoghurt oder teuren Markenjoghurt aus einem TV-Spot kauft – Werbung kostet ja schließlich Geld –, muss jeder selbst entscheiden.

Auf die Abwehrkräfte hat Joghurt keinen Einfluss Doch anders ist das mit den Abwehrkräften: Zwar befinden sich rund drei Viertel der Zellen unseres Immunsystems im Darm. Trotzdem hat Joghurt keinen positiven Effekt auf unser Abwehrsystem. Denn ganz gleich, ob sich die Milchsäure im Joghurt links- oder rechtsherum dreht oder die Bakterienkulturen darin einen wissenschaftlich-modern klingenden Namen tragen: Bei einem säurebedingten pH-Wert im Magen von 2 erreichen die Bakterien im Joghurt den Darm selten lebend. Damit ist Joghurt für die Darmgesundheit nicht von so großer Bedeutung wie es die Werbung oft weismachen will.

27. Diäten machen schlank

Das zumindest behauptet, wer von dieser Illusion lebt, zum Beispiel so manches Frauenmagazin. Doch mit einer Diät bleibt man selten langfristig schlank. Denn was haben die Betroffenen nicht alles versucht, von der Ananas- und Eierdiät über die Formula-Diät bis zur Körner- und Schrotkur? Meist schon kurz nach der Diät kehren die mühsam abgehungerten Pfunde wieder zurück. Das ist allerdings kein Wunder, denn wer gesund und langfristig erfolgreich abnehmen will, muss seine Ernährung umstellen. Einen anderen Weg gibt es nicht.

Darauf kommt es beim Abnehmen an

Realistische Ziele setzen: Ein unrealistisches Wunschgewicht lässt eine Diät fast zwangsläufig scheitern. Die Figur eines dünnen Models ist, wenn überhaupt, nur unter großen Entbehrungen zu erreichen; zudem wird man meist noch krank dabei. Verständlich ist es auch, wenn nach der überstandenen Quälerei die verpassten Genüsse nachgeholt werden und das Gewicht wieder deutlich steigt.

Keine Radikal-Diäten machen: So manche Wunderdiät verspricht Gewichtsverluste, die in Wirklichkeit nicht zu erreichen sind. Kein Mensch kann zehn Pfund Fett in zehn Tagen abnehmen. Radikal-Diäten werfen außerdem den Stoffwechsel aus der Bahn. Bei einer starken Nahrungseinschränkung schaltet der Körper auf Sparflamme: In einer Art Notbetrieb versucht er, aus den wenigen Kalorien mehr herauszuholen und benötigt deshalb auch nach der Diät weniger Energie. Ganz schnell hat man dann die mühsam abgehungerten Pfunde wieder angefuttert, und die nächste Diät folgt. Das ständige Auf und Ab des Gewichts, der so genannte Jojo-Effekt, macht dem Körper und der Psyche schwer zu schaffen. Und nicht nur das: Die Gewichtsabnahme wird mit jeder Diät schwieriger.

Extrem-Diäten meiden: Es reicht nicht, weniger zu essen. Je geringer die Nahrungszufuhr, desto wichtiger ist die richtige Lebensmittelauswahl. Einseitigen Diäten mangelt es oft an Vitaminen, Mineralstoffen oder Ballaststoffen. Eine Gefahr für die Gesundheit sind auch Diäten, die den Körper mit großen Mengen an Cholesterin und tierischen Fetten belasten, wie etwa Käse-, Eier- oder Fleischdiäten. Sie fördern so die Arterienverkalkung und damit langfristig die Gefahr von Herz-Kreislauf-Erkrankungen.

Essvorschriften ohne Lerneffekt vermeiden: Viele Diäten sind so extrem oder exotisch, dass sie nichts mit der sonst gewohnten Ernährung zu tun haben. Die Folge: Wenn die Diät beendet ist, hat man nichts gelernt, was an der normalen Ernährung zu ändern wäre, um das Gewicht auch langfristig zu halten.

Genießen erlauben: Das Alles-oder-nichts-Prinzip bringt gar nichts. Es hat keinen Sinn, auf die Lieblingsspeisen völlig zu verzichten. Gönnen Sie sich Ihre Lieblingsgerichte und mal eine kleine Leckerei, und genießen Sie diese auch. So lassen sich oft auch Heißhungerattacken abwehren, die mühsam erkämpfte Erfolge gleich wieder zunichte machen.

Nicht im Schlaf abnehmen wollen: Im Schlaf abnehmen oder die Fettpolster wegmassieren, das funktioniert nicht. Auch wenn das so manche Werbung behauptet. Wer abnehmen will, muss bewusster essen und sich mehr bewegen. Einen anderen Weg gibt es nicht.

Kein völliger Fettverzicht: Sicher, wer abnehmen will, muss Fett sparen. Aber ganz ohne geht es auch nicht. Sonst fehlen die lebenswichtigen Fettsäuren wie Linol- und Linolensäure und die fettlöslichen Vitamine A, D, E und K. Daher gilt: Insgesamt weniger Fett verwenden und hochwertige Pflanzenöle und -fette bevorzugen. Gut verpackt sind wertvolle Pflanzenfette in Nüssen und Ölsaaten wie Sonnenblumenkerne und Leinsamen. Diese natürlichen Energiepakete liefern Vitamine, Mineralstoffe und Fettsäuren gleich mit.

Fettfallen umgehen: Den täglichen Fettverzehr einzuschränken ist nicht einfach. Denn in den seltensten Fällen erkennt man den Fettgehalt so deutlich wie bei Butter, Öl oder fettem Speck. Ungeahnte Fettmengen verstecken sich auch in Wurst und Käse. Die Devise lautet daher: Brot dick schneiden, Belag dünn. Auch bei der Herstellung von Keksen, Kuchen, Schokolade und anderen Knabbereien wird selten an Fett gespart. Tückisch sind außerdem Saucen, Gratins und all die leckeren Gerichte, die mit viel Käse und Sahne verfeinert werden. Schauen Sie beim Einkaufen auf die Liste der Inhaltsstoffe und Zutaten, Sie werden dort so manche Fettfalle entdecken.

Keine Mahlzeit einsparen: Eine Mahlzeit ausfallen zu lassen, damit ist nichts gewonnen. Denn der Hunger kommt bestimmt. Was dann zwischendurch genascht wird, wiegt die eingesparte Mahlzeit locker wieder auf.

28. Energy-Drinks liefern Energie

Glaubt man der Werbung, reicht es, einen so genannten Energy-Drink hinunterzustürzen und jede Form von Müdigkeit verfliegt im Nu, man fühlt sich wieder kräftig und voller Energie. Zudem sollen manche Energy-Drinks das Immunsystem stärken, den Körper entgiften, Krankheiten vorbeugen und so weiter. Doch so gut wie nichts davon entspricht der Wahrheit. Sicher, viele Energy-Drinks können für kurze Zeit munter machen. Allerdings sollte man genau hinschauen, wie sie das tun.

Viele Energy-Drinks enthalten Koffein Die meisten Energy-Drinks enthalten Koffein oder koffeinähnliche Stoffe. Auch wenn das von den Herstellern nicht immer so genannt wird – ‹Guarana› etwa klingt ja auch interessanter. Dass ein 4 Euro teurer Energy-Drink dann in etwa die gleiche Wirkung hat wie ein Kaffee für 1 Euro, sagen die Hersteller natürlich nicht. Und wegen des meist hohen Zuckergehalts sind Energy-Drinks noch nicht einmal besonders gesund, sondern höchstens kalorienreich.

Neben Guarana soll oft auch der Wirkstoff Taurin den Geist beleben. Auch das zu einem Preis von mehreren Euro. Dabei wird allerdings verschwiegen, dass der Körper Taurin ganz von selbst aus der Aminosäure Cystein bildet, die jeder Mensch mit der Nahrung aufnimmt. Wissenschaftliche Beweise, dass Taurin einen leistungssteigernden Effekt hat, fehlen bisher.

Und so sind viele Energy-Drinks vor allem eins: eine gute Methode, um mit ein wenig süßem Saft an das sauer verdiente Geld der Käufer zu gelangen. Doch gesundheitlich kritisch können Energy-Drinks erst in Kombination mit Alkohol werden. Denn beide Stoffe zusammen können zu einem starken Flüssigkeitsverlust im Körper führen.

29. Schnarchen ist harmlos

Nein, Schnarchen ist nur in bestimmten Fällen harmlos. Etwa bei einer Erkältung mit Schnupfen. Regelmäßige Schnarcher dagegen haben nachts oft unbemerkt Erstickungsanfälle, bei denen die Atmung bis zu zwei Minuten am Stück aussetzt. In diesen Fällen ist das Schnarchen krankhaft und gefährlich: Die Sterblichkeitsrate bei unbehandelten krankhaften Schnarchern liegt um rund 30 Prozent höher als bei behandelten Schnarchern.

Bei harmlosen Schnarchern sind die oberen Atemwege während des Schlafs nur so weit verengt, dass sie die Atmung nicht behindern. In die Lungen gelangt genug Luft. Die harmlosen Schnarcher erhalten genug Sauerstoff, damit ihr Herz und ihre anderen Organe normal arbeiten können. Harmlose Schnarcher schnarchen nur gelegentlich und das relativ leise, meist schlafen sie die Nacht durch.

Schnarchen: harmlos oder krankhaft?

	harmlos	krankhaft
Häufigkeit	gelegentlich	jede Nacht
Lautstärke	leise bis laut	sehr laut, ist im nächsten Zimmer hörbar
Klang	tief	hoch, hart, röchelnd, explosionsartig
Atmung	regelmäßig, keine Pausen	häufige Pausen
Schlafqualität	gut	schlecht, häufiges Aufwachen

Anders dagegen sieht es bei krankhaften Schnarchern aus. Beim krankhaften Schnarchen, auch obstruktives Schlafapnoe-Syndrom (OSAS) genannt, verengt der Sog beim Luftholen den Rachen so sehr, dass fast keine Luft mehr in die Lungen gelangt. Durch OSAS kommt es zu rund 500 Atemstillständen pro Nacht, so genannte Apnoen. Bei jeder Apnoe schrecken die Betroffenen im Schlaf hoch, ohne dass sie sich aber später daran erinnern können. Und bei jedem Atemaussetzer sinkt der Sauerstoffgehalt in ihrem Blut so weit, dass das Herz und die anderen Organe darunter leiden. Am nächsten Tag sind die krankhaften Schnarcher deshalb außergewöhnlich müde, gereizt und unkonzentriert.

Ist Ihr Schnarchen krankhaft?

Mit dieser Checkliste können Sie prüfen, ob Sie zu OSAS neigen. Beantworten Sie mehr als zwei Fragen mit ja, sollten Sie einen Termin beim HNO- oder Lungenfacharzt machen.

	ja	nein
Schnarchen Sie nachts laut und unregelmäßig?		
Wachen Sie nachts oft auf?		
Haben Sie morgens häufig Kopfschmerzen?		
Fühlen Sie sich morgens, als hätten Sie gar nicht geschlafen?		
Sind Sie tagsüber oft so müde, dass Sie mitunter einnicken?		
Sind Sie häufig lustlos und gereizt?		
Leiden Sie unter Potenzstörungen?		
Haben Sie Konzentrations- oder Gedächtnisprobleme?		
Geraten Sie bei Anstrengung in Atemnot?		
Können Sie nicht richtig durch die Nase ein- und ausatmen?		

Nicht Rauchen: Es ist zwar nicht bewiesen, dass Rauchen Schnarchen auslöst, aber viele Schnarcher rauchen auch. Lassen Sie deshalb in jedem Fall die Finger von den Zigaretten. Ihr Körper wird es Ihnen so oder so danken.

Alkoholverzicht: Rotwein am Abend mag Sie wohlig müde machen, für einen gesunden Schlaf ist er Gift. Denn Alkohol entspannt die Muskeln im Rachenraum und macht in vielen Fällen Schnarchen dadurch erst möglich. Trinken Sie deshalb als leichter Schnarcher nur in Maßen Alkohol und verzichten Sie als krankhafter Schnarcher am besten ganz darauf.

Medikamente: Manche Medikamente haben eine Muskel entspannende Wirkung. Besprechen Sie gegebenenfalls mit Ihrem Hausarzt, welche verzichtbar sind.

Übergewicht: Zahl und Dauer der nächtlichen Atemaussetzer verringern sich mit jedem Kilo. Eine Normalisierung des Gewichts wäre ratsam.

Schlafposition: Als Schnarcher sollten Sie auf der Seite oder dem Bauch schlafen, weil in Rückenlage die Zunge oft in den Rachenraum fällt und die Luftröhre derart blockiert, dass es zum Schnarchen kommt. Lassen Sie gegebenenfalls auf dem Rücken ihres Pyjamas eine kleine Stofftasche nähen und stecken Sie einen Tennisball hinein. So können Sie sich nachts nicht auf den Rücken drehen.

Nasenspray: Wenn Sie nur bei einem Schnupfen schnarchen, könnte Ihnen ein Nasenspray helfen, das Ihre Rachenschleimhäute abschwellen lässt. Bei OSAS-Patienten bringt Nasenspray nichts.

Korrektur der Kieferfehlstellung: Wenn Sie unter einer Kieferfehlstellung leiden, können Sie diese korrigieren lassen. Durch die kurz vor dem Schlafengehen eingesetzte Prothese werden Unterkiefer und Zunge ein paar Millimeter weiter nach vorne geschoben und somit die Öffnung Ihres Rachens vergrößert. Ist Ihr Kiefer stark verformt, kann möglicherweise ein Kieferchirurg Unter- und Oberkiefer auf operativem Wege einen Zentimeter nach vorne versetzen und so den Rachenraum erweitern.

Atemmaske: Eine per Atemmaske hergestellte Überdruckatmung ist das erfolgreichste Mittel in der OSAS-Therapie. Wenn Sie seit Jahren keine Nacht mehr ruhig durchgeschlafen haben, wird die Maske für Sie eine Erlösung sein. Das Gerät, mit dem die Maske über einen Schlauch verbunden ist, erhöht den Luftdruck im Rachen, die Atemwege bleiben offen und es kommt nicht länger zu Atemaussetzern. Viele OSAS-Betroffene fühlen sich mit einer Atemmaske «wie neu geboren». Die Behandlung mit der Atemmaske wird in der Regel von den gesetzlichen Krankenkassen bezahlt.

Nasenkorrektur: Wenn Sie eine verkrümmte Nasenscheidewand, vergrößerte Nasenmuscheln, Nasenpolypen oder eine Nebenhöhlenerkrankung haben, kann Ihnen möglicherweise eine entsprechende Operation helfen. Voraussetzung ist, der Grund für Ihr Schnarchen ist allein die Nasendeformation.

Modellierung der Rachen-Weichteile: Gaumensegel, Zäpfchen und Mandeln lassen sich mittels Laser schonend modellieren. Dabei wird überflüssiges Gewebe verödet und der Rachenraum so «aufgeräumt», dass im Schlaf das Gewebe nicht mehr so leicht die Atemwege blockieren kann. Der Eingriff dauert ungefähr zwanzig Minuten und ist besonders für harmlose Schnarcher geeignet. Eine Erfolgsgarantie gibt es jedoch nicht.

30. Auch Männer kommen in die Wechseljahre

Nein, Männer können ja angeblich so einiges – nur in die ‹Wechseljahre› kommen sie nicht. Denn anders als bei Frauen endet bei Männern die fruchtbare Lebensphase nicht irgendwann im Alter. Auch stellen sich die männlichen Hormone nicht wie in den Wechseljahren der Frauen um.

Über Testosteron ist im Zusammenhang mit den ‹Wechseljahren› des Mannes viel berichtet worden. Oft war zu lesen: Erreicht der alternde Mann seine ‹Wechseljahre›, solle er sich jeden Tag etwas Testosteron-Gel auf seine Oberarme cremen und schon entspreche Leistungsfähigkeit und Libido wieder dem Niveau eines 20jährigen. Doch auch das ist falsch: Testosteron kann einen Mann nicht jünger machen.

Testosteron aus der Tube macht nicht jünger Testosteron ist zweifellos das wichtigste männliche Geschlechtshormon. Es wird in den Hoden gebildet, fördert den Muskel- und Knochenaufbau und prägt Geschlechtsmerkmale wie die männliche Stimme. Ohne Testosteron hätte ein Mann weder Bart noch mangels Erektion Geschlechtsverkehr noch könnte er Kinder zeugen.

Ab dem 40. Lebensjahr sinkt bei Männern die Testosteron-Produktion jedes Jahr um rund ein Prozent. Die Vermutung, dass der Testosteronspiegel und das Altern zusammenhängen, ist also richtig. Die Annahme, mit Testosteron aus der Tube könne man das Altern bremsen, ist jedoch ein Irrtum. Denn auch wenn bei einem Mann mit den Jahren die Lust auf Sex nachlässt, er hin und wieder mal depressiv ist, seine Muskelmasse ab- und der Bauchumfang zunehmen oder es mit der Potenz hapert – mit einem Testosteronmangel hat das eher nichts zu tun. Im männlichen Körper gibt es mehrere Hormone, deren Konzentration mit den Jahren sinkt, darunter auch Wachstumshormone und das Schilddrüsenhormon. Das Älterwerden ist jedoch ein sehr vielschichtiger Vorgang, an dem viel mehr als nur Hormone beteiligt sind.

Zu viel Testosteron erhöht das Prostatakrebsrisiko Experten glauben deshalb, dass der sinkende Testosteronspiegel ein natürlicher Vorgang ist, der kaum Auswirkungen auf den Körper hat. Häufig widersprechen sich die Hormonwerte und das Lebensgefühl: Der Mann fühlt sich putzmunter, obwohl sein Testosteronspiegel relativ niedrig ist.

Grund für eine Liebesunlust ist dann eher der Frust mit der Lebenssituation. Diese Krise mit einer Extraportion Testosteron bewältigen zu wollen, ist aber nicht möglich. Viel Erfolg versprechender wäre eine Auseinandersetzung mit der aktuellen Lage, ein offenes Gespräch mit der Partnerin oder wenn nötig psychotherapeutische Hilfe.

Und es gibt weitere Gründe, warum Testosteron wahrlich kein Wundermittel ist. Experten vermuten, dass es die Entstehung von Prostatakrebs fördert und die Zahl der Blutzellen steigen lässt, wobei Letzteres das Risiko von Herzinfarkt, Schlaganfall und Thrombose erhöht. Testosteron greift zudem massiv in die haarklein ausbalancierte Biochemie des Organismus ein – mit völlig unkalkulierbaren Folgen.

Testosteron-Selbstbehandlungen sind gefährlich Medizinische Gründe für eine Testosterontherapie sind selten, etwa Hodenentzündungen oder Stoffwechselstörungen, die die Testosteronproduktion beeinträchtigen. Allerdings sollte eine Testosteronersatztherapie nur von fachkundigen Ärzten vorgenommen werden, da die korrekte Dosierung des Hormons viel Erfahrung verlangt.

Ärztlich nicht verordnete Testosteron-Pflaster, -Salben oder Gele können dagegen der Gesundheit nachhaltig schaden. Oder anders gesagt: Man stelle sich vor, man würde dem Motor eines VW Käfers aus den 50er Jahren mit modernen Tricks ein paar PS mehr aus den Zylindern locken. Was würde passieren? Vermutlich liefe der Motor zunächst schneller – um nach kurzer Zeit rauchend seine letzten Umdrehungen zu vollbringen.

31. Häufiges Putzen ist gut für die Hygiene

Nein, auch das ist ein Irrtum: Normale Haushalte benötigen wesentlich weniger Hygiene als uns die Werbung oft weismachen will. Weder muss der Küchenboden «antibakteriell» behandelt werden, noch braucht das Bad eine Desinfektion. Im Gegenteil: Zu viel Sauberkeit kann tatsächlich gesundheitsschädigend sein.

Denn einerseits sind Keime, die durch den ständigen Kampf gegen die Inhaltsstoffe von Putzmitteln gestählt wurden, besonders angriffsfreudig. Andererseits fördert zu viel Reinlichkeit die Entstehung von Krankheiten. Mehrere Studien haben zum Beispiel nachgewiesen, dass Kinder, die in keimarmen Umgebungen aufwachsen, später häufiger allergisch reagieren.

Simple Sauberkeit genügt Zwar kommen Salmonellen, Coli-Bakterien und Schimmelpilze in jeder guten Stube vor. Aber davon wird man nicht gleich krank. Erst wenn das Immunsystem erheblich geschwächt ist, greifen die Keime die Gesundheit an.

Wer seine eigenen vier Wänden regelmäßig feucht putzt, Staub wischt und gut lüftet, tut deshalb der Reinlichkeit genug. Völlig ausreichend ist dafür heißes Wasser und eine Substanz, die Fett löst. Das könnte zum Beispiel Kernseife, Scheuersand oder Schlemmkreide sein. Abgesehen von einigen Keimen, deren Sporen selbst 100 C° noch überleben, sind alle Keime, die im Haushalt vorkommen, schon bei etwa 60 C° tot. Die antibakteriellen und desinfizierenden Zusätze in Reinigern sind also nicht nötig.

Besser und gesünder sind da schon Putzmittel auf Zitronen- oder Essigsäure-Basis. Sie machen den säureempfindlichen Keimen nicht nur direkt den Garaus. Sie lösen auch Kalk und entziehen ihnen damit den Nährboden. Wer außerdem sein Putzwerkzeug gut behandelt – getrennte Tücher für WC und Küche, immer gut ausspülen und luftig aufbewahren – macht grundsätzlich alles richtig.

Folgende Inhaltsstoffe in Reinigungsmitteln gefährden die Gesundheit:

Inhaltsstoff	Wirkung
Formaldehyd	krebserzeugend, allergieauslösend, in Kombination mit vielen anderen harmlosen Substanzen hochgiftig
Natriumhypochlorid	allergieauslösend, in Kombination mit vielen anderen Substanzen eventuell hochgiftig, reizt Haut und Atemwege
Triclosan	wirkt ähnlich wie ein Antibiotikum, fördert die Entstehung besonders widerstandsfähiger Keime
Duftstoffe	als Reinigungssubstanzen nutzlos, unter Umständen allergieauslösend

32. Zu viel Fernsehen verursacht eckige Augen

Nein, das ist völliger Unsinn! Mit dem Spruch «Guck nicht so viel Fernsehen, sonst bekommst du eckige Augen!» warnen Eltern ihren Nachwuchs gelegentlich vor den Risiken eines zu hohen Fernsehkonsums. Allerdings werden Sehstörungen nicht durch Fernsehschauen verursacht – zumindest konnte das bislang wissenschaftlich noch nicht nachgewiesen werden.

33. Ein rohes Steak heilt ein blaues Auge schneller

Wo hat man das schon mal gehört? Stimmt, das muss in einem Disney Comic gewesen sein! Von wegen, ein rohes Steak würde ein Veilchen schneller zum Abschwellen bringen und die Heilung beschleunigen. Viel eher passiert das Gegenteil!

Steaks gehören ausnahmslos in die Pfanne oder auf den Grill und dann in den Magen, aber unter keinen Umständen auf das Auge. Denn in rohem Fleisch befinden sich jede Menge Fäulnisbakterien. Auf das ohnehin verletzte Auge gelegt, steigt die Gefahr einer Entzündung gleich um das Mehrfache. Im Ergebnis könnte das zu Problemen führen, die auch die Sehfähigkeit gefährden.

Besser ist es also, man legt auf ein blaues Auge eine kühle feuchte Kompresse und geht – aus Sicherheitsgründen, es könnte ja auch das Augeninnere verletzt sein – zum nächsten Augenarzt.

34. Mit der Anti-Rauch-Pille hört man auf zu rauchen

Dank der modernen Medizin erhält man heute mit einem Rezept in der Apotheke eine Packung Raucherentwöhnungspillen. Mit diesem Medikament, so sagen die Hersteller, fällt der Abschied von der Zigarette leichter. Einer der Wirkstoffe (Vareniclin) soll Entzugserscheinungen wie schlechte Laune, Konzentrationsprobleme, Zittern, Schwitzen und Kopfschmerzen lindern. Zudem soll mit dem Wirkstoff der Nikotinkick im Blut ausbleiben, wenn man sich eine Zigarette anzündet. Dieser Nikotinkick überflutet ein paar Sekunden nach dem ersten Zigarettenzug den Teil des Gehirns, der für Lust und Belohnung zuständig ist. Er ist damit auch einer der Gründe, warum viele Raucher besonders die ersten Züge so entspannend finden. Nach 20 Minuten baut der Körper die Lustmoleküle allerdings wieder ab – und die Lust auf die nächste Zigarette, auf den nächsten Kick steigt. So entsteht die gefürchtete ‹Abhängigkeit› von Nikotin.

Rund 80 Prozent der Ex-Raucher werden rückfällig Der Wirkstoff Vareniclin in der Raucherentwöhnungspille trickst nun das Gehirn aus, indem er ähnliche Wirkungen auslöst wie Nikotin. Zumindest solange, wie das Medikament eingenommen wird. Ob das am Ende aber wirklich zum herbeigesehnten Rauch-Stopp führt, bleibt abzuwarten – Langzeitstudien über mehrere Jahrzehnte gibt es natürlich noch nicht. Doch bis zu 80 Prozent der Raucher, die mit Hilfe des Anti-Raucherpillenwirkstoffs Bupropionhydrochlorid von den Zigaretten loskommen wollten, greifen nach einem Jahr wieder zum Glimmstängel.

Adieu Zigarette – Hilfsmittel auf dem Weg zum Nichtraucher

Willenskraft: Einfach die Zigarette ausdrücken und danach nie mehr eine anfassen, das schaffen immerhin 7 von hundert Rauchern. Alle anderen brauchen Hilfe.

Nikotinpflaster: Die Methode ist einfach: Zigarette weglegen, Pflaster aufkleben. Das Nikotin aus dem Pflaster dringt über die Haut in den Körper ein und lindert die Entzugserscheinungen. Es muss täglich ausgetauscht werden, zudem wechselt man alle zwei bis vier Wochen zu einem Pflaster mit einer geringeren Nikotindosis. So wird der Körper mit der Zeit systematisch entwöhnt.

Nikotinkaugummis: Sie funktionieren im Prinzip genauso wie Nikotinpflaster, nur dass das Nikotin über die Schleimhäute im Mund in den Körper gelangt. Pflaster und Kaugummis gibt es in Apotheken.

Verhaltenstraining: Wer raucht, gewöhnt sich bestimmte Reflexe an: Kaffee trinken und rauchen, nervös sein und rauchen,

Pause machen und rauchen. In einem Verhaltenstraining (das zum Beispiel Psychologen und viele Hausärzte anbieten) lernt man, die kritischen Situationen ohne Zigarette zu überbrücken.

Hypnose: Die Psyche lässt sich unter Umständen überlisten, wenn ein Hypnotiseur die Zigarette im Unterbewusstsein des Patienten mit einem unangenehmen Gefühl verbindet, zum Beispiel mit Übelkeit. Der Erfolg dieser Methode ist anfangs oft überwältigend, lässt aber auf lange Sicht nach.

Medikamente: Durch Nikotin werden die zwei Stoffe Dopamin und Noradrenalin im Gehirn angeregt. Dopamin sorgt für das ‹angenehme Gefühl› beim Rauchen und Noradrenalin macht munter. Die Raucherentwöhnungspille mit dem Wirkstoff Bupropionhydrochlorid erhöht die Konzentration der beiden Stoffe im Gehirn und senkt so das Verlangen nach einer Zigarette. Bis zu 80 Prozent der Raucher, die mit Hilfe dieses Wirkstoffs von den Zigaretten loskommen wollten, greifen allerdings nach einem Jahr wieder zum Glimmstängel.

35. Bei einem Hexenschuss sollte man sich möglichst wenig bewegen

Nein, das Gegenteil ist sogar der Fall: Wenn es die Schmerzen irgendwie zulassen, sollte man sich bei einem Hexenschuss vorsichtig bewegen. Ursache des Hexenschusses sind meist Muskelverspannungen, die die Nerven reizen. Je länger die Schmerzen anhalten, desto stärker verspannen sich die Muskeln. Wenn man also meint, sich trotz der Schmerzen bewegen zu können, sollte man es auch tun.

Alternativ kann man sich zunächst auf eine feste Unterlage legen und die Unterschenkel im rechten Winkel auf einer Kiste lagern. In dieser Stufenlage ist die Wirbelsäule weniger stark belastet, die Muskulatur kann sich entspannen und die Schmerzen klingen ab. Geht es nach einer Weile besser, kann man vorsichtig aufstehen und zum Beispiel ein wenig umherlaufen.

Wärme oder Kälte können zusätzlich helfen Möglicherweise wirkt auch Wärme schmerzlindernd, ein heißes Bad, eine Wärmflasche oder ein warmes Kirschkernkissen zum Beispiel. Helfen weder Wärme noch die Stufen-Lage, dann sollte man Kälte ausprobieren. Kälte lindert ebenfalls Schmerzen. Dazu einfach ein paar Eispacks aus dem Kühlfach in ein Handtuch wickeln und auf die schmerzhafte Stelle am Rücken legen.

Sollte nichts helfen, dann ist ein Schmerzmittel gerechtfertigt, um den Kreislauf «Schmerz – Muskelverspannung – noch mehr Schmerz» zu durchbrechen. Bringt das alles nichts, oder treten Taubheitsgefühle, Schwäche in den Beinen oder ein Kribbeln auf, steht definitiv ein Arztbesuch an.

36. Gegen Cellulite helfen teure Cremes

Nein, das ist ein Irrtum. Vier von fünf Frauen in Deutschland haben Cellulite an den Schenkeln, den Hüften oder am Po. Das freut zwar die Kosmetikindustrie, denn sie verdient mit allerlei Mitteln, die Cellulite angeblich verhindern und beseitigen sollen, weltweit rund 4 Milliarden Euro pro Jahr. Das meiste davon dürfte allerdings zu Unrecht über die Verkaufstresen gehen, denn die Mittel beeinflussen die Cellulite in der Regel nicht. Sie sind meist völlig unwirksam.

Eine Cellulite-Ursache ist der spezielle Aufbau der weiblichen Haut Cellulite, das sind noppenartige Wölbungen und Dellen in der Haut, die meist an den Oberschenkeln, den Hüften und am Po auftreten. Männer sind selten betroffen. Cellulite ist allerdings keine Erkrankung. Sie entsteht durch den speziellen Aufbau der weiblichen Haut. So ist die weibliche Oberhaut sehr elastisch, während die Unterhaut besonders viele Fettzellen enthält. Die Kollagenfasern, die für Reißfestigkeit sorgen, liegen in der weiblichen Haut parallel nebeneinander, während sie beim Mann wie bei einem Netz ineinander verwoben sind. Fettzellen, die an Größe zunehmen, können sich deshalb leicht zwischen den parallel liegenden Kollagenfasern hindurchzwängen und landen schließlich an der Oberfläche. Auf diese Weise entsteht das typische Muster. Cellulite besteht also, etwas vereinfachend gesagt, aus Fettzellen, die sich wegen ihrer besonderen Größe von der Unterhaut in die Oberhaut vorgeschoben haben.

Übergewicht ist der Schlüssel zu Cellulite Zuerst zeigt sich die Cellulite nur, wenn die Haut zusammengedrückt wird. Mit den Jahren allerdings tritt sie immer deutlicher hervor – besonders, wenn das eine oder andere Kilo Übergewicht dazu kommt. Denn hat sich erstmal eine Cellulite entwickelt, sorgen die immer weiter wachsenden Fettzellen dafür, dass Blut und Lymphe in der Haut schlechter abfließen und die Haut deshalb zusätzlich anschwillt.

Die Mittel erreichen die unteren Hautschichten nicht Selbst wenn die Mittel der Kosmetikindustrie besonders teuer sind und modisch klingende Namen tragen, gegen Cellulite können sie nichts ausrichten, weil sie die unteren Hautschichten nicht erreichen. Doch was hilft gegen Cellulite?

Die Antwort ist einfach: Alles, was das Bindegewebe und die Hautdurchblutung stärkt und zudem Übergewicht abbaut. Sport steht dabei natürlich an erster Stelle, ganz gleich, ob es nun Gymnastik, Radfahren oder Schwimmen sein soll. Öfter mal eine Massage und regelmäßiges Wechselduschen sind ebenfalls sinnvoll, weil beides die Hautdurchblutung fördert. Auch das Rauchen sollte eingestellt werden, denn es schädigt die Kollagenfasern im Bindegewebe und drosselt die Hautdurchblutung.

37. Vegetarier leben länger

Vegetarier leben länger, weil sie kein Fleisch essen! Das klingt beim ersten Lesen plausibel. Denn kein Fleisch zu essen bedeutet, auf eher ungesundes tierisches Eiweiß und Fett zu verzichten. Das wiederum freut Herz und Gefäße, die sich nicht mit gefährlichen Ablagerungen plagen müssen. Mit Herzinfarkt und Schlaganfall müssen Vegetarier deshalb weniger rechnen, was sich folglich positiv auf ihre Lebenserwartung auswirkt. Und tatsächlich: Studien zufolge leben Vegetarier statistisch gesehen tatsächlich länger als die fleischverzehrende Allgemeinbevölkerung. Die Sterbequote von Vegetarierinnen ist um etwa 30 Prozent niedriger, bei den männlichen Vegetariern sind es sogar 50 Prozent.

Doch mit dem Fleischverzicht hat die längere Lebenserwartung nur am Rande etwas zu tun. Studien zeigen, dass Vegetarier nicht wegen des Verzichts auf tierisches Eiweiß und Fett gesünder leben, sondern weil sie meist insgesamt bewusster leben. Vegetarier rauchen für gewöhnlich seltener, trinken weniger Alkohol und treiben öfter Sport. Vegetarier erkranken dadurch fast automatisch seltener an Krankheiten wie Bluthochdruck, Fettstoffwechselstörungen und Altersdiabetes.

Am gesündesten ist nach Studien mit über 76 000 Männern und Frauen, wer dem Fleisch von Säugetieren abgeschworen hat, nicht aber dem Verzehr von Fisch. Der konsequente Verzicht auf alle tierischen Produkte, also auch auf Milch, Milchprodukte und Eier, verringert das Risiko, an Herzinfarkt und Schlaganfall zu erkranken, um 26 Prozent. Vegetarische Kost allgemein senkt dagegen das Erkrankungsrisiko für Herz-Kreislauf-Erkrankungen um 24 Prozent. Und wer gelegentlich Fleisch verzehrt, kann sein persönliches Risiko noch um 20 Prozent senken.

Fleischverzicht ist nicht automatisch gesund Allerdings ist es keineswegs ratsam, auf alle tierischen Lebensmittel zu verzichten. Denn Fisch, Milchprodukte und Eier braucht der Körper, damit er die wichtigen Nährstoffe bekommt, die im Fleisch enthalten sind. Wer auf alle tierischen Lebensmittel verzichtet, riskiert Erkrankungen, die durch einen Mangel an lebensnotwendigen Nährstoffen ausgelöst werden.

Besonders für Kinder und Schwangere ist der konsequente Verzicht auf tierische Lebensmittel ungünstig, weil sie so nicht genug Eisen, Kalzium, Jod und B-Vitamine zu sich nehmen. Und gerade im Wachstum sind diese Nahrungsmittelbestandteile besonders wichtig. Aus diesem Grund sollten Eier, Fisch und Milchprodukte mehrmals pro Woche auf dem Teller liegen, um dem Körper die wichtige Nährstoffe wie etwa Vitamin B12, Jod, Eisen, Kalzium und Zink zu zuführen.

Wer sich konsequent vegetarisch ernähren will, sollte sich mit einem Arzt beraten, um Mangelerscheinungen durch Fehlernährung vorzubeugen. Dies gilt insbesondere für Kinder und schwangere Frauen.

38. Die Grippeschutzimpfung schützt vor Erkältungen

Nein, die Grippeschutzimpfung richtet sich speziell gegen die Influenza-Viren, die die ‹echte› Grippe auslösen können. Gegen Erkältungsviren, von denen es viele verschiedene Varianten gibt, wirkt die Grippeschutzimpfung nicht, Erkältungen sind weiterhin möglich. Im Vergleich mit der ‹echten› Grippe sind die Symptome einer Erkältung oder eines ‹grippalen Infekts› aber oft harmlos. Meist beginnt eine echte Grippe wie eine normale Erkältung, nimmt dann aber einen schweren Verlauf mit hohem Fieber, heftigen Gliederschmerzen und mitunter ernsten Komplikationen. Eine ‹echte› Grippe kann zu einer lebensbedrohlichen Erkrankung werden.

Ältere Menschen und chronisch Kranke sollten sich impfen lassen Für die Grippeschutzimpfung gilt als grobe Richtschnur:

Alle Personen über 65 Jahre sollten sich impfen lassen – am besten im frühen Herbst. Aber auch wer deutlich jünger ist, kann ein Anwärter für eine Impfung sein, entscheidend ist der allgemeine Gesundheitszustand. Bei Personen mit chronischen Herz-, Lungen- oder Nierenerkrankungen und Diabetikern ist der Grippeschutz von großer Bedeutung. Ebenso für Personen, die eine abwehrschwächende Therapie erhalten wie zum Beispiel eine Chemotherapie bei Krebspatienten. Auch Krankenschwestern, Pfleger, Ärzte, Lehrer, Kindergärtnerinnen und Personen, die in engen Gemeinschaften leben, sind Kandidaten für die Grippeschutzimpfung. Nicht zu vergessen sind auch die Menschen, die einem starken Publikumsverkehr ausgesetzt sind wie Verkäuferinnen und Busfahrer.

Der Impfstoff selbst ist ‹hochgradig gereinigt›, so dass Nebenwirkungen kaum auftreten. Deshalb können sich meist auch Schwangere und Allergiker impfen lassen. Einzige Ausnahme sind Hühnereiweiß-Allergiker, denn der Impfstoff enthält Hühnereiweiß. Die Kosten übernehmen die Krankenkassen.

Die besten Strategien gegen Erkältungen

Es kribbelt und brennt in Ihrer Nase, Sie müssen häufig niesen. So geht es fast immer los: Erkältungsviren lassen sich in Ihrer Nase nieder und attackieren die dortigen Schleimhautzellen. Ihre Nasenschleimhaut wehrt sich, sie rötet sich, schwillt an, es kribbelt und brennt daraufhin in Ihrer Nase. Die empfindlichen Nervenenden in der Nase werden schließlich so lange gereizt, bis Sie niesen müssen. Letzteres ist ein kluger Verteidigungsversuch Ihres Körpers, der so die Erkältungsviren aus Ihrer Nase entfernen will.

In diesem Anfangsstadium einer Erkältung ist noch alles möglich. Wenn Sie jetzt das Richtige tun, können Sie die Viren noch aufhalten oder zumindest die Dauer Ihrer Erkältung abkürzen.

Ziehen Sie sich warm an, lüften Sie häufig Ihre Wohnung, trinken Sie möglichst viel Wasser und zuckerfreien Tee und machen Sie abends eine Schwitzkur. Nehmen Sie dazu ein Bad bei 35 Grad Wassertemperatur, das Sie langsam auf rund 40 Grad erhöhen. Danach gehen Sie sofort ins Bett und schwitzen mindestens 30 Minuten gut zugedeckt. Heiße Tees aus Linden- oder Holunderblüten unterstützen diese schweißtreibende Prozedur. Mit allen Maßnahmen zusammen erreichen Sie zwei Ziele: Sie erschweren den Erkältungsviren den Aufenthalt auf Ihren Nasenschleimhäuten. Und Sie erhöhen die Verteidigungskraft Ihrer Abwehrzellen.

Sie bekommen zusätzlich Halsschmerzen. Das ist ein Zeichen, dass die Erkältungsviren bereits die erste Barriere in Ihrem Körper – Ihre Nase – überwunden und sich auf Ihrer Rachenschleimhaut ausgebreitet haben. Ihr Rachen ist deshalb gerötet und schmerzt – Sie haben klassische Halsschmerzen. Sollten es die Viren jetzt bis zu Ihrem Kehlkopf und den Stimmbändern schaffen, kommen Schluckbeschwerden und Heiserkeit hinzu. Natürlich können Sie sich Lutschtabletten gegen Halsweh aus der Apotheke besorgen. Etwas aufwändiger zwar, aber dauerhafter in der Wirkung sind Quarkumschläge.

Streichen Sie dazu gewöhnlichen Speisequark dünn auf ein Tuch, schlagen Sie es ein paar Mal um, und wärmen Sie es mit Hilfe einer Wärmflasche etwas an. Dann legen Sie das Tuch für eine halbe Stunde um Ihren Hals. Sinnvoll sind auch entzündungshemmende Wirkstoffe wie Gurgellösungen aus Salbei und Myrrhe-Tinktur. Tagsüber und auch Nachts sollten Sie ein Tuch oder einen dünnen Schal um Ihren Hals wickeln. Die Extra-Wärme fördert die Durchblutung in Ihrem Rachen, löst den Schleim und räumt so mit der Entzündung in Ihrem Hals auf.

Sie fühlen sich zunehmend krank. Es fehlt Ihnen der Appetit, Sie sind matt, müde und zerschlagen – das alles Zeichen dafür, dass die Erkältungsviren auch die Schleimhäute in Ihrem Rachen überwunden haben. Sie vermehren sich jetzt stark und befallen immer mehr Zellen. Dass Sie sich zunehmend krank fühlen, ist wieder ein Selbstverteidigungsversuch Ihres Körpers, denn durch die Symptome will er Sie dazu bringen, dass Sie Ihre Kräfte schonen.

Und tatsächlich sollten Sie sich jetzt zurückziehen, kürzer treten, nicht mehr arbeiten und viel schlafen. Denn auf diese Weise senken Sie den Energieverbrauch Ihres Körpers, und Ihr Immunsystem kann sich voll darauf konzentrieren die Erkältungsviren zu bekämpfen. Trinken Sie außerdem bewusst mehr Wasser und Tee als Sie eigentlich Durst haben. Denn die zusätzliche Flüssigkeit wirkt nicht nur gegen Ihre Mattigkeit. Sie sorgt auch dafür, dass die Schleimhäute von Nase, Rachen und Bronchien gut durchblutet bleiben und deshalb dem Virennachschub aus der Umgebungsluft besser trotzen können.

Ihre Nase ist verstopft. Möglicherweise ist das ein Zeichen, dass Bakterien sich an dem flüssigen Schleim laben, den Ihre Nasenschleimhaut zur Verteidigung gegen die Erkältungsviren produziert hat. Dieser Schleim ist ein idealer Nährboden für Bakterien. Damit Sie keine Nasennebenhöhlenentzündung bekommen, sollten Sie das durch den Bakterienbefall zäh gewordene Sekret mit schleimlösenden Mitteln verflüssigen. Bewährt haben sich unter anderem pflanzliche Präparate wie Myrtol, Pfefferminz-, Eukalyptus-, Anis- oder Thymian-Öl zum Inhalieren – alle Mittel bekommen Sie rezeptfrei in der Apotheke. Länger als zehn Tage sollten Sie diese Mittel allerdings nicht einnehmen, da sonst Ihre Nasenschleimhaut darunter leiden könnte.

Zusätzlich sollten Sie Ihre Nasenatmung durch Nasentropfen verbessern. Es tut nicht nur gut, freier atmen zu können – Sie verhindert auf diese Weise auch, dass sich in Ihrer Nase und in Ihren Nasennebenhöhlen Sekret staut und es zu einer Nasennebenhöhlenentzündung kommt. Setzen Sie Nasentropfen aber nicht länger als fünf Tage ein, damit Ihre Nasenschleimhaut keinen Schaden nimmt.

Sie bekommen zusätzlich trockenen Husten. Die Erkältungsviren haben jetzt auch Ihre Bronchien erreicht, der trockene Husten ist die Reaktion darauf. Und das ist vermutlich besonders nachts eine Qual für Sie. Da Sie aber Ihren Schlaf brauchen um sich zu erholen, sollten Sie den Husten unterdrücken. Ob Sie dazu übliche Hustenmedikamente verwenden oder auf pflanzliche Präparate aus Spitzwegerich, Sonnentau, Eibischwurzel, Isländisch Moos oder Huflattich zurückgreifen, ist Geschmackssache – finden Sie heraus, was Ihnen am besten hilft. Alle Mittel bekommen Sie in der Apotheke.

Sehr wichtig ist jetzt, dass Ihre Schleimhäute nicht austrocknen. Ideal für diesen Zweck sind Inhalationen mit Eibischwurzel, Isländisch Moos, Lindenblüten, Efeu oder Kamille, denn Inhalationen mit diesen Stoffen befeuchten Ihre Schleimhäute und wirken zugleich entzündungshemmend. Am besten ist es, wenn Sie dreimal täglich 15 Minuten lang die Dämpfe inhalieren. Achten Sie außerdem darauf, dass die Luft in Ihren Wohnräumen nicht zu trocken wird, und lüften Sie öfter mal.

Noch ein Tipp: Im Gegensatz zum trockenen Husten sollten Sie bei einem Husten mit Auswurf den Hustenreflex nicht unterdrücken – Ihr Körper will den Schleim aus den Bronchien schließlich loswerden. Unterstützen Sie ihn gegebenenfalls mit schleimlösenden Medikamenten. Allerdings müssen Sie gleichzeitig viel Flüssigkeit trinken (zum Beispiel Holunderblütentee), damit das Sekret in den Bronchien flüssig wird.

Sie bekommen Fieber. Ihr Körper fährt jetzt seine beste Verteidigungsstrategie gegen die Erkältungsviren auf: die Erhöhung Ihrer Körpertemperatur. Denn mit jedem Grad Celsius mehr Körpertemperatur erhöht sich die Leistung Ihrer Abwehrzellen um das Zehnfache. Unterdrücken Sie deshalb Ihr Fieber nicht gleich. Wird Ihnen das Hitzegefühl zu unangenehm, dann helfen Wadenwickel. Decken Sie dazu Ihre Unterschenkel erst mit einem lauwarmen Leinentuch ab und wickeln Sie sie dann in ein Wolltuch. Nach 15 Minuten erneuern Sie die Wickel. Steigt Ihr Fieber über 39 Grad, helfen meist Fieber senkende Medikamente wie Paracetamol oder Acetylsalicylsäure aus der Apotheke. Sehr wichtig ist diese Faustregel: Wenn Ihr Fieber länger als zwei oder drei Tage anhält, sollten Sie zum Arzt gehen.

Sie bekommen zusätzlich Kopf- und Gliederschmerzen. Das ist ein Zeichen, dass sich die Erkältungsviren in Ihrem Körper stark vermehrt haben. Ihre Kopf- und Gliederschmerzen werden durch Stoffe verursacht, die aus den «Überbleibseln» der Schlacht zwischen Ihren Abwehrzellen und den Viren entstehen. Diese Stoffe können Ihre Nervenzellen derartig reizen, dass Ihr Gehirn «Schmerz» meldet. Linderung verschaffen Ihnen jetzt Einreibungen mit ätherischen Ölen (Pfefferminzöl) oder einer Arnikatinktur. Auch die schon oben genannten Fieber senkenden Medikamente können Ihre Kopf- und Gliederschmerzen abmildern. Sollten Ihre Kopfschmerzen vornehmlich beim Bücken auftreten, so kann das ein Hinweis sein, dass Ihre Nasennebenhöhlen und/oder Ihre Stirnhöhlen voller Sekret und entzündet sind.

Gehen Sie zum Arzt, wenn sich Ihre Erkältung mit ‹Hausmitteln› nicht zügig bessert. Denn in seltenen Fällen kann eine Erkältung auch mal zu ernsteren Problemen wie eine Lungenentzündung oder eine Herzmuskelentzündung führen.

39. Cholesterin ist gefährlich

Nein, Cholesterin ist nicht gefährlich! Es ist sogar lebenswichtig, denn der Körper braucht Cholesterin unter anderem für den Zellaufbau und die Herstellung von Hormonen. Cholesterin, in rauen Mengen Bestandteil so gaumenverwöhnender Nahrungsmittel wie Butter, Eier und Meeresfrüchte, ist auch nicht die alleinige Ursache für die Arterienverkalkung (Arteriosklerose).

Wer dennoch zwecks Herzinfarktvorbeugung weiterhin auf niedrige Cholesterinwerte setzt, handelt vernünftig. Denn ab einer Konzentration von 200 mg/dl Cholesterin im Blut steigt das Risiko an Arteriosklerose zu erkranken und irgendwann einen Infarkt zu erleiden deutlich an. Wobei ein Zuviel an Cholesterin meist ein Zuviel an gefährlichem LDL-Cholesterin bedeutet.

Auf die Summe der Risikofaktoren kommt es an LDL macht den größten Teil des Cholesterins im Blut aus, es transportiert Cholesterin zu den Organen, wo es in die Zellen aufgenommen wird. Der Wert sollte nicht über 130 mg/dl liegen. Der HDL-Cholesterinwert dagegen verrät die Konzentration des gefäßschützenden ‹guten› Cholesterins. Er sollte über 45 mg/dl liegen. Bleiben noch der Gesamtcholesterinwert und der Triglyceridwert – für beide gilt eine Grenze von 200 mg/dl.

Ein hohes LDL-Cholesterin ist zwar ein Risikofaktor für den Herzinfarkt, aber eben nur einer von mehreren. Es macht deshalb keinen Sinn, verbissen guten Cholesterinwerten hinterherzudiäten. Bewegungsmangel, Bluthochdruck, Diabetes, Rauchen, übermäßiger Alkoholkonsum und einiges mehr spielen auch eine Rolle. Das Problem liegt also eher in der Summe dieser Faktoren.

In erster Linie kommt es bei erhöhten Cholesterinwerten darauf an, ein vorhandenes Übergewicht zu reduzieren und einen eventuellen Bluthochdruck zu korrigieren. Darüber hinaus gilt es, so klassische Infarktrisiken wie Rauchen, fehlende Bewegung und Belastungen durch Stress zu minimieren. Cholesterinsenkende Medikamente sollten nur eingesetzt werden, wenn Diäten und alle anderen Maßnahmen nicht ausreichen.

Was tun, wenn das Cholesterin erhöht ist?

- Besprechen Sie mit Ihrem Arzt gezielt Ihre Risikofaktoren. Welche lassen sich behandeln oder beseitigen?
- Fällen Sie erst dann mit ihrem Arzt eine Entscheidung, ob für Sie ein cholesterinsenkendes Medikament infrage kommt.
- Lassen Sie die Laborwerte alle sechs Monate kontrollieren. Ein Gesamtcholesterinwert von mehr als 200 mg/dl gilt als zu hoch.
- Ändern Sie allmählich Ihren Speiseplan. Vermeiden Sie tierische Produkte mit hohem Fettanteil.
- Keine Sorge: Gelegentliche Ausrutscher sind keine Katastrophe!

40. Natron hilft bei Sodbrennen

Nein, das alte Hausmittel Natron ist bei Sodbrennen ungeeignet und kann sogar gefährlich werden. Natron ist die englische Bezeichnung für Soda (chemisch: Na_2CO_3) und wird auch Natriumhydrogenkarbonat genannt. Einmal im Verdauungstrakt gelandet, entsteht aus dieser chemischen Verbindung vermehrt Säure. Dadurch kann der gesamte Stoffwechsel entgleisen. Bei eingeschränkter Nierenfunktion kann es wegen des hohen Natriumgehaltes von Natron außerdem zu Wassereinlagerung und Verstärkung von Bluthochdruck und Herzschwäche kommen. Von einer ‹natürlichen Wirkung›, wie es die Werbung von käuflichen natriumhydrogenkarbonathaltigen Präparaten oft weismachen will, kann also nicht die Rede sein.

41. Bei Nasenbluten sollte man den Kopf in den Nacken legen

Falsch! Das würde nicht viel nützen. Viel erfolgreicher ist es, die Nasenflügel für mindestens zwei Minuten bei nach vorne geneigtem Kopf zusammenzudrücken. Ein Eispack oder ein kalter Lappen im Nacken hilft zusätzlich. Bringt das alles nichts, sollte man einen Hals-Nasen-Ohrenarzt nachschauen lassen. Nasenbluten ist übrigens keine Erkrankung, sondern nur das Symptom einer Erkrankung. Nasenbluten entsteht, wenn in der Nasenschleimhaut ein kleines Blutgefäß aufgegangen ist.

Für Nasenbluten gibt es viele Ursachen – die meisten sind harmlos Bei jungen Menschen blutet es mitunter ohne ersichtlichen Grund aus einem besonders empfindlichen Bereich der Nasenschleimhaut. Natürlich kann auch ‹Nasebohren› Gefäße verletzten und damit Nasenbluten verursachen. Eine weitere häufige Ursache ist eine entzündete Nasenschleimhaut bei Schnupfen. Eine Gefäßwandverkalkung führt besonders bei älteren Menschen im Zusammenhang mit zu hohem Blutdruck zu Nasenbluten, weil die kleinen verkalkten Gefäße einreißen. Seltene Ursachen für Nasenbluten sind Blutgerinnungsstörungen und Geschwulsterkrankungen in der Nase und in den Nasennebenhöhlen.

42. Bei Hautverbrennungen helfen Butter und Mehl

Nein, weder Butter noch Mehl gehören bei einer Verbrennung auf die Haut. Die alten Hausmittel führen eher zu Problemen als dass sie nützen. Im schlimmsten Fall können sie eine Infektion der Haut verursachen. Auch Puder, Natron oder Salben sollte man nicht auf die Wunde tun.

Bei akuten Verbrennungen sollte stattdessen als Erstes das betroffene Gebiet von Kleidungsresten befreit werden, denn der Stoff speichert Hitze. Danach sollte die Brandwunde gekühlt werden. Das ist am einfachsten durch das Berieseln mit kaltem Leitungswasser möglich. Auf keinen Fall darf mit Eiswasser gekühlt werden, das führt zu einer zusätzlichen Schädigung der Haut durch die Kälte.

Brandblasen nicht öffnen! Auch Brandblasen sollten am besten in Ruhe gelassen werden. Sie sind ein natürlicher Schutz der verletzten Haut, der das Eindringen von Bakterien am wirkungsvollsten verhindert und dürfen deshalb nur von einem Arzt unter sterilen Bedingungen geöffnet werden. Die Brandwunde sollte bis zum Arztbesuch idealerweise mit einem sterilen Verband abgedeckt werden.

Bei sehr schweren Verbrennungen muss die Atmung beobachtet werden. Auch wenn der Verletzte zunächst normal reagiert, kann es zu einem Atemstillstand kommen. Dann muss der Betroffene intubiert und beatmet werden – deshalb sollte man ohne Zögern den Notarzt rufen. Der starke Flüssigkeitsmangel, der bei großen Brandwunden auftritt, kann durch eine spezielle Elektrolytlösung ausgeglichen werden. Treten starke Schmerzen auf, kann die Gabe von Morphin sinnvoll sein. Das alles sind jedoch Maßnahmen, die ebenfalls ein Arzt durchführen muss.

Bei schweren Verbrennungen, die mehr als 10 Prozent (bei Kindern 5 Prozent) der Körperoberfläche betreffen, müssen die Betroffenen sofort in eine Spezialklinik transportiert werden. Säuglinge und Kleinkinder sollten auch schon bei geringeren Verbrennungen in einer Spezialklinik behandelt werden.

43. Kinderkrankheiten sind harmlos

«Das sind nur Kinderkrankheiten!» ist eine Redensart, wenn es um Probleme von neuen Computerprogrammen oder Motoren geht. Doch bei echten ‹Kinderkrankheiten› wie Masern, Mumps, Röteln und Windpocken, die auch Erwachsene bekommen können, kann eine Verharmlosung gefährlich werden. Mit der Erkrankung übertragen die auslösenden Viren auch das Risiko, schwerwiegende und lebensgefährliche Komplikationen zu erleiden, wie zum Beispiel Krampfanfälle, Hirnhautentzündungen oder Taubheit.

Kinderkrankheiten sind also nicht harmlos. Der Begriff ‹Kinderkrankheit› entstand, weil bestimmte Infektionskrankheiten so verbreitet und ansteckend sind, dass früher kaum jemand erwachsen wurde, ohne den krankmachenden Erregern zuvor ausgeliefert gewesen zu sein.

Wie funktioniert eine Impfung?

Gegen ‹Kinderkrankheiten› und ihre Komplikationen ist auch die moderne Medizin fast machtlos. Allerdings ermöglichen Schutzimpfungen dem Immunsystem sich mit den Erregern frühzeitig auseinanderzusetzen und den Organismus dagegen zu wappnen. Eine Schutzimpfung ist damit die wirkungsvollste Methode der Krankheitsvorbeugung, die die moderne Medizin hat. Schutzimpfungen gibt es deshalb für mehrere schwere Infektionskrankheiten, die lebensgefährliche Folgen haben können.

Neben der Gesundheitsvorsorge für den Einzelnen verhindern Schutzimpfungen mit hoher Impfbeteiligung in der Bevölkerung auch Epidemien. Die Pocken zum Beispiel, die einst fast auf der ganzen Welt verbreitet waren, wurden durch internationale Impfprogramme nahezu ausgerottet. Das Ziel der in der Weltgesundheitsorganisation (WHO) zusammenarbeitenden Länder ist es, auch andere Krankheiten auszurotten. Kinderlähmung (Polio) und Masern haben dabei oberste Priorität. Impfungen sind in Deutschland freiwillig. Doch nur wer gut über Schutzimpfungen informiert ist, kann eine richtige Entscheidung treffen.

Das Immunsystem wappnet sich gegen Krankheitserreger

Bei einer Impfung entwickelt das Immunsystem für jeden Krankheitserreger, mit dem es in Kontakt kommt, eine eigene Abwehrstrategie. Gelangt der Erreger irgendwann erneut in den Organismus, kann ihn das Immunsystem mit den speziell darauf zugeschnittenen Antikörpern rasch vernichten. Für diese speziellen Abwehraufgaben produziert es ‹Gedächtniszellen›, die sich an den Erreger erinnern und die passenden Antikörper schon gebildet haben, bevor die Krankheit ausbrechen kann.

Gleiches passiert auch bei einer Impfung – nur dass dem Organismus keine krankmachenden Viren ‹geimpft› werden, sondern entweder einzelne Bauteile davon oder deutlich abgeschwächte Varianten. Damit dieses Lernprogramm für das Immunsystem zuverlässig funktioniert, sind bei fast allen Impfungen mehrere Injektionen in bestimmten Zeitabständen nötig. Erst danach ist die so genannte Grundimmunisierung für eine Krankheit abgeschlossen.

Bei einigen Impfungen sorgt die Grundimmunisierung für einen lebenslangen Schutz vor einer Infektion. Für manche Erreger braucht das Immunsystem jedoch ein Gedächtnistraining in Form von Auffrischimpfungen.

44. Eine Zecke muss linksherum herausgedreht werden

Nein, das ist ein weit verbreiteter Irrtum, denn der Stechapparat der Zecken hat kein Gewinde! Der Stachel – genauer gesagt, ist es ein Saugrüssel, mit dem die Zecke Blut aufnimmt – muss also weder links noch rechts herum herausgedreht werden.

Nach einem Zeckenstich sollte die Zecke so schnell wie möglich mit einer Pinzette wieder herausgezogen werden. Denn über ihren Speichel können Zecken zwei gefährliche Krankheitserreger übertragen: das Bakterium, das die so genannte Borreliose verursacht und ein Virus, das die berüchtigte Frühsommer-Meningoenzephalitis, kurz FSME, auslösen kann. Pro Jahr erkranken in Deutschland mehrere zehntausend Menschen an Borreliose und mehrere Hundert Personen an FSME.

Zeckenstiche werden oft übersehen Von März bis Oktober sitzen Zecken meist auf Gräsern und Sträuchern. Zeckenspeichel betäubt die Haut. Den Stich einer Zecke bemerkt man deshalb oft erst an einer Rötung rund um die Einstichstelle. Allerdings sollte auch noch Tage nach einem möglichen Zeckenstich bei grippeartigen Symptomen wie Fieber, Kopf- und Gliederschmerzen ein Arzt aufgesucht werden, da eine Hautrötung nicht immer auftritt.

Eine Borreliose, die nicht rechtzeitig mit Antibiotika behandelt wird, kann Gelenkentzündungen, Lähmungen und Gedächtnisstörungen hervorrufen. Tückischer noch ist die FSME. Auch hier sind zu Beginn Krankheitszeichen typisch, die einer Grippe gleichen. Bei jedem zehnten Infizierten entwickelt sich jedoch später eine Hirnhautentzündung.

Gegen die FSME gibt es einen Impfstoff Im Gegensatz zu den Borrelien, die in ganz Deutschland auftreten, kommen FSME-Viren vor allem in Bayern, Baden-Württemberg und Hessen vor.

Um Zeckenstichen vorzubeugen, sollte man Gebüsch, dichtes Unterholz und hohes Gras meiden und sich vor Spaziergängen mit zeckenabwehrenden Mitteln einreiben. Zumindest eine Übertragung der Borreliose-Erreger lässt sich so häufig verhindern.

FSME-Viren dagegen gelangen meist direkt nach dem Stich in das Blut. Achten Sie deshalb auch darauf, dass beim Entfernen der Zecke deren Körper nicht zerquetscht wird – sonst könnten am Ende doch noch Erreger im Blut zurückbleiben. Gegen die FSME existiert ein Impfstoff, den jeder Hausarzt verabreichen kann.

45. Akne bekommt, wer sich nicht richtig wäscht

Nein, das ist völliger Unsinn! Akne ist kein Zeichen mangelnder Körperhygiene. Im Gegenteil: Ständiges Waschen wird den Zustand der Haut eher verschlimmern. Durch zu häufiges Waschen wird der Säureschutzmantel der Haut entfernt, sodass sich die Pickel und Pusteln auf der Haut verschlimmern.

Trotzdem ist das Waschen bei Akne und unreiner Haut wichtig, allerdings sollte man dazu eine bestimmte Seife verwenden. Waschen Sie sich deshalb maximal zweimal täglich mit einer pH-hautneutralen (pH-Wert 5,5) Seife oder Waschlotion. So bleibt der wichtige Säureschutzmantel der Haut erhalten.

Akne ist weltweit die häufigste Hauterkrankung. Über 80 Prozent aller Jugendlichen und jungen Erwachsenen haben Akne, ein gutes Viertel der Betroffenen braucht eine medikamentöse Therapie. Wenn Sie mit 20 Jahren noch unter Hautpickeln leiden, kann das Akne sein – muss es aber nicht. Klarheit zu dieser Frage liefert nur ein Besuch bei einem Hautarzt.

So vermeiden Sie unreine Haut

- Aknepickel sind verstopfte und entzündete Talgdrüsen. Kratzen Sie nicht daran herum, das stört den Abheilungsprozess und führt zu Narben.
- Feuchten Sie ein paar Mal am Tag eine Einmal-Kompresse mit warmem Zinnkrauttee (beides gibt es in der Apotheke) an und legen Sie sie für zehn Minuten auf die Pickel – das verringert eine Besiedlung der Pickel durch Bakterien.
- Sonnenstrahlen trocknen Aknepusteln aus und lindern den Entzündungsprozess. Wegen der potentiellen Hautkrebsgefahr sollten Sie das Sonnenbaden aber nicht übertreiben.

46. Wir nutzen nur 10 Prozent unseres Gehirns

Nach dem aktuellen Forschungsstand ist das falsch. Unser Gehirn hat große Leistungsreserven. So können die Gehirnzellen durch Krankheit oder Gifte wie zum Beispiel Alkohol über die Hälfte zerstört sein, bevor das Gedächtnis nachlässt. Daraus kann man aber nicht schließen, dass die verlorengegangenen Zellen nicht wichtig sind, denn wir nutzen im Verlauf eines Tages bis zu 80 Prozent aller Gehirnzellen.

Dass der Körper abgestorbene Gehirnzellen nicht ersetzen kann, ist ebenfalls ein Irrtum. Zumindest kann ein junges Gehirn abgestorbene Zellen wieder ersetzen. Ob das auch im Alter funktioniert, ist noch unklar. Im Alter kommt es zum Abbau von Gehirnzellen. Das Netz zwischen den einzelnen Zellen dünnt aus und die Kommunikation zwischen ihnen läuft nicht mehr so schnell wie gewohnt. Auch aus diesem Grund bewegen ältere Menschen sich behäbiger und reagieren langsamer.

47. Helle Flecken auf den Fingernägeln bedeuten Kalziummangel

Nein, viele Erscheinungen auf Fingernägeln mögen zwar lästig sein, medizinisch sind sie jedoch ohne Krankheitswert. Hier eine Übersicht:

Helle Flecke sind meist die Folge von Druck an der Nagelwurzel, wachsen mit der Zeit aber wieder raus. Ein Mangel an Mineralstoffen wie Kalzium als Ursache der hellen Flecken ist nicht bewiesen.

Querrillen können frühzeitig Allergien und Handekzeme ankündigen und sind mitunter der erste Hinweis auf eine Infektion im Körper.

Längsrillen sind völlig normal. Sie sagen auch nichts über einen Nährstoffmangel oder sonstige körperliche Erkrankungen aus.

Monde sind medizinisch bedeutungslos. Wer keine hat, ist weder herzkrank noch weisen die Fingernägel irgendeine anatomische Besonderheit auf.

Richtige Nagelpflege in Kürze

Länge der Nägel: Ideal sind zwei Millimeter über der Fingerkuppe. So bleiben die Nägel stabil. Darunter erhöht sich das Risiko, beim Schneiden das Nagelbett zu verletzen.

Ecken und Kanten: Ecken und Kanten sollten Sie möglichst gerade schneiden. Die Ecken sollten ungefähr einen halben Millimeter aus dem Nagelfalz ragen und nicht gefeilt werden.

Nagelhaut: Die feine Haut schützt den Wurzelbereich des Nagels vor Verletzungen. Wer sie wegschiebt, riskiert eine Entzündung des Nagelwalls.

Seitliche Hautzacken: Diese sollten Sie weder abbeißen noch rausrupfen. Lieber die Hautzacken abschneiden und glatt feilen. Harnsäurehaltige Cremes können ihre Entstehung verhindern.

Verletzungen: Bei einem Bluterguss unter dem Nagel sollten Sie sofort zum Arzt gehen. Der bohrt winzige Löcher in den Nagel und entlastet so das Hämatom. Wichtig: Ein dunkler Fleck unter dem Nagel ohne Verletzung kann auch ein Melanom (‹schwarzer Hautkrebs›) sein!

48. Anti-Falten-Cremes entfernen Falten

Nein, das stimmt so leider nicht. Richtig ist: Älterwerden macht sich zuerst an der Haut bemerkbar. Die Oberhaut wird dünner, neue Zellen wachsen langsamer nach. Die ‹Schrumpeligkeit› alternder Haut entsteht, weil das Bindegewebe in der Unterhaut nach und nach an Straffheit verliert. Ein Wundermittel dagegen, wie es die Kosmetikindustrie öfter mal aufs Neue gefunden haben will, gibt es nicht, weil auch jede Hautzelle in ihrem Erbgut das Programm zum Altern trägt. Viele so genannte Anti-Falten-Cremes weichen nur die äußeren Hautschichten auf, sodass die Falten vorübergehend nicht zu sehen sind. Ist die Wirkung der Creme abgeklungen, sind natürlich auch die Falten wieder zu sehen. Wer Falten wirklich verhindern und länger jünger wirken will, muss vor allem die drei größten Hautsünden meiden:

Platz 3: Rauchen: Im Prinzip schadet jede Zigarette auch der Haut, denn schon kleinste Mengen Nikotin lassen die winzigen Gefäße der Haut zusammenzurren und behindern so ihren Zugang zu den Nährstoffen aus dem Blut. Das schwächt besonders die Verteidigungskraft der Haut, so dass UV-Strahlen, Viren, Bakterien, Chemikalien und sogar Schmutz leichter in den Körper gelangen können. Außerdem bindet eine permanent mit

Nikotin geflutete Haut – Nikotin wird erst nach Wochen abgebaut – weniger Feuchtigkeit, sie wird mit der Zeit rau, spröde und grobporig. Das sind nur die Schäden durch das Nikotin, hinzu kommt zum Beispiel noch die Wirkung von Teer und heißem Qualm auf die Lippen.

Platz 2: Duschen ohne eincremen: Ab dem 35. Lebensjahr sinkt der Gehalt an Hyaluronsäure in der Haut und damit ihre Fähigkeit, Feuchtigkeit zu binden. Tägliches Baden oder Duschen raubt ihr außerdem einen guten Teil des schützenden Fettfilms. Juckreiz, besonders an den Unterschenkeln, und brennender Schweiß sind erste Anzeichen für eine allzu stark entfettete und trockene Haut. Weil die Talgdrüsen der Haut nach dem Duschen mit dem Nachfetten kaum hinterherkommen, sollte man nachhelfen. Am besten mit harnstoffhaltigen Lotionen, denn Harnstoff zieht erst die Hornzellen der Haut auseinander und kann dann sehr gut die Zellen darunter feucht halten.

Platz 1: Sonnenbäder: Die Sonne bräunt, weil ihre UV-Strahlen von den Melanozyten in der Oberhaut abgefangen werden, die sich daraufhin bräunlich verfärben. Zu viel Sonne überfordert die Melanozyten, sodass die UV-Strahlen auch die tieferen Hautschichten erreichen und dort ihre Killerwirkung entfalten. Es entstehen zwar ständig neue Zellen, doch durch die UV-Strahlen wurden sie genetisch verändert und können deshalb krebsartig entarten. Dass Hautzellen ihre Strahlenschäden selbst reparieren, ist vorstellbar, aber nicht bewiesen – auf dem Weg zu einem Hautkrebs zählt also jeder Sonnenstrahl! UV-Stahlen greifen außerdem das Bindegewebe unter der Haut an und verursachen besonders an Lippen, Hals, Handrücken und Dekolleté Falten. Hier hilft nur, die Sonne zu meiden, viel zu trinken und, wegen der hautschützenden Radikalfänger, viel Obst und Gemüse und vor allem Zitrusfrüchte zu essen.

49. Männer mit Glatze sind besonders potent

Über den Verlust der Hauptbehaarung tröstet sich so mancher glatzköpfige Mann mit einer ausgesprochen schmeichelhaften Überzeugung hinweg: Männer mit Glatze sind besonders potent. Doch stimmt das wirklich? Seit ewigen Zeiten hält sich das Gerücht, Glatzköpfe seien wie Stiere im Bett, weil sie ihre Männlichkeit nicht für das Haarwachstum verschwenden, sondern in besonders kräftige Erektionen investieren würden. Dieses Gerücht ist wissenschaftlich gesehen jedoch Nonsens. Es mag zustande gekommen sein, weil glatzköpfige Männer mitunter viriler wirken als knittrige Dünnhaarträger oder verschmuste Wuschelköpfe.

Glatzköpfe liegen im Trend Ein weiterer Trost mag zudem sein, dass Glatzköpfe im Trend liegen, denn ihre Zahl wächst stetig und der Haarausfall beginnt immer früher. Betroffen sind vor allem Westeuropäer, denn in unseren Breitengraden haben rund 60 Prozent der Männer über 20 Jahre Haarausfall. In Afrika ist dagegen nur jeder vierte Mann, in Asien gar nur jeder siebte betroffen.

Warum Männer mitunter ihre Haare verlieren, hat die Wissenschaft noch nicht endgültig klären können. Sicher ist: Männer, bei denen sich frühzeitig die Stirn oder der Hinterkopf lichten, leiden oft unter erheblichen psychischen Belastungen. Schließlich signalisiert ein voller Schopf Schönheit und Erfolg. Ein junger Glatzkopf wirkt dagegen schnell etwas sonderbar. Nicht zuletzt deswegen ist der Markt für Haarwuchsmittel, Haarverpflanzungen und Kunsthaar riesig.

Darum fallen Männern die Haare aus

In vier von fünf Fällen fallen Männern die Haare aus, weil sie im Gen-Roulette die Nieten gezogen haben. Die Folge ist eine Überempfindlichkeit der Haarfollikel gegen das männliche Sexualhormon Testosteron. Da Follikel und Testosteron durch den Blutkreislauf zwangsläufig aneinander geraten, ist der GAU für viele Männer vorprogrammiert: Der Follikel stirbt ab, und zwar in Raten. Hat der Mann als Teenager meist noch reichlich Haare auf dem Kopf, wandert von seinem 20. Lebensjahr an der Haaransatz an der Stirn immer weiter zurück, außerdem bilden sich Geheimratsecken. Zwischen dem 30. und 45. Lebensjahr passiert oft nicht allzu viel, dann aber tauchen die ersten Kahlstellen am Hinterkopf auf. Ärzte nennen diese Form des Haarausfalls androgenetische Alopezie.

Wesentlich mysteriöser ist der kreisrunde Haarausfall, Alopecia areata genannt. Er tritt bei Männern und Frauen auf, gleich welchen Alters. Wissenschaftler nehmen an, dass ihm eine Fehlsteuerung des Immunsystems zugrunde liegt. Gesichert sind aber nur die Symptome: Die Haarwurzeln entzünden sich, die Haare fallen an einer oder mehreren Stellen am Kopf kreisrund aus und es bilden sich regelrechte Hautinseln. Der weitere Verlauf ist so offen wie ein Mensch-ärgere-dich-nicht-Spiel: Bei vielen Betroffenen wachsen die Inseln auch ohne Behandlung nach einem Jahr wieder zu. Bei anderen entstehen immer mehr Inseln. Pechvögel verlieren ihre gesamte Körperbehaarung.

Der diffuse Haarausfall schließlich ist oft auf eine Erkrankung der Kopfhaut zurückzuführen. Juckende Ekzeme oder auch ein schlichter Sonnenbrand können dem schönsten Schopf den Garaus machen, stark fettende oder schuppende Haare beschleunigen den Prozess. Zum diffusen Haarausfall kann es auch durch Stress oder eine falsche Ernährung kommen.

50. Sport hilft am besten gegen Muskelkater

Nein, Sport ist nicht das ideale Mittel gegen Muskelkater. Der Grund dafür liegt in den Hauptursachen des Muskelkaters. Früher glaubte man, Muskelkater würde durch ein Zuviel an Milchsäure in der übertrainierten Muskulatur ausgelöst. Heute ist klar, dass feine Risse in den Muskelfasern die Hauptursache sind. Untrainierte bekommen ihn deshalb schneller und heftiger.

Die beste Therapie gegen Muskelkater ist natürlich immer noch Vorbeugung. Aber wie das auszusehen hat, da scheiden sich die Geister: Manche Profisportler schwören auf Dehnübungen vor dem Sport. Andere sagen, man müsse sich unbedingt nach dem Sport stretchen und dabei jede Übung für 15 Sekunden halten.

Eis und Wärme helfen Wer schließlich Muskelkater hat, kann mehrmals täglich für eine viertel Stunde in ein Tuch gewickelte Eispackungen auf die schmerzenden Stellen legen. Danach wäre ein warmes Bad ideal. Das warme Wasser erweitert die Blutgefäße und fördert so die Heilung der feinen Muskelfaserrisse. Ein Badezusatz mit Rosmarin kann außerdem helfen.

Bei Anti-Muskelkater-Salben streiten sich die Gelehrten ebenfalls. Die wärmeerzeugenden Salben sollen die Temperatur an der schmerzenden Stelle erhöhen. Allerdings bleibt die Wärme nur oberflächlich, sodass der Muskel selbst nicht erwärmt wird. Jedenfalls werden die unterhalb der Haut liegenden Blutgefäße erweitert und auch das fördert die Heilung.

Eine gute Idee kann auch eine leichte Streichmassage sein. Die sollte allerdings nicht weh tun. Zur Not darf auch mal eine Schmerztablette eingenommen werden. Wenn die Schmerzen aber so groß sind, stellt sich auch die Frage, ob nur ein Muskelkater vorliegt oder eine Muskelfaser gerissen ist. Damit gehört man dann natürlich unbedingt in ärztliche Behandlung.

51. Wer viel Zucker isst, bekommt Diabetes

Nein, mit dem Essen von Zucker hat Diabetes mellitus (Zuckerkrankheit) zunächst einmal nichts zu tun. Man kann im Leben sehr viel Zucker essen und trotzdem gesund bleiben. Um die Entstehung von Diabetes mellitus zu verstehen, bedarf es einer komplexeren Erklärung.

Sobald der Blutzuckerspiegel unter einen Wert von 60 Milligramm pro Deziliter (mg/dl) Glucose fällt – das entspricht einer Nadelspitze Puderzucker in einem Senfgläschen –, leiert der Mensch wie ein batterieschwacher iPod: Schwitzen, Zittern und Heißhunger sind erste Hinweise, dass die Zellen sofort mehr Glucose brauchen. Denn ohne ausreichend Glucose bleiben alle Muskelzellen schlaff und alle Hirnzellen dumm, bis sie mangels Energie absterben wie Motoren ohne Kraftstoff. Gesunde reagieren auf eine solche Unterzuckerung mit Heißhunger und besorgen sich rasch etwas zu essen. Meist ist der Blutzucker dann gleich wieder da, wo er sein sollte – zwischen 60 und 120 mg/dl.

Anders sieht es aus, wenn der Wert über 120 ml/dl hinausschießt. Denn dann passiert oft erstmal nichts! Kein Alarmsignal, das zum «weniger essen» auffordert, keine klaren Zeichen, dass viel zu viel Glucose im Blut schwimmt. Mehr Durst, häufige WC-Besuche und Leistungsschwäche sind oft die einzigen Hinweise. Dafür kann es schließlich viele Gründe geben, denken die meisten Betroffenen und belassen es dabei. Häufig kommt erst Monate später heraus, dass hinter diesen Symptomen der Beginn einer chronischen Stoffwechselstörung steckt: Zuckerkrankheit, von Ärzten auch Diabetes mellitus genannt. Zwischen 7 und 8 Millionen Menschen haben allein in Deutschland Diabetes – Tendenz steigend.

Eine alarmierende Entwicklung, denn ohne Therapie treten früher oder später in allen Organsystemen derart ernste Probleme auf, dass Lebensqualität und Lebenserwartung zum Teil dramatisch sinken. Werden Diabetiker konsequent behandelt, können sie gesund bleiben, uralt werden und sogar Leistungssport betreiben. Außerdem lässt sich Diabetes in den meisten Fällen vorbeugen. Dabei hilft es zu verstehen, wie es überhaupt dazu kommt.

Insulin öffnet die Zelltüren Im Prinzip ist die Sache mit dem Blutzucker eine simple Angelegenheit: Enzyme im Darm spalten die Kohlenhydrate aus der Nahrung in Glucosemoleküle auf, aus dem Darm gelangt die Glucose dann ins Blut. Jetzt kommt das in den Inselzellen der Bauchspeicheldrüse gebildete Hormon Insulin ins Spiel. Insulin öffnet in den Zellen jene Türen, durch die Glucose aus dem Blut hineinströmt, um dort als Kraftstoff für die Energiegewinnung zu dienen. Dabei bildet die Bauchspeicheldrüse stets so viel Insulin, dass sich die Konzentration der im Blut verbleibenden Glucose im Normalbereich zwischen 60 und 120 mg/dl einpendelt.

Doch weil das Prinzip so einfach ist, gerät es leicht aus der Balance: Fehlt Insulin, bleiben die Zelltüren geschlossen und die Glucose bleibt im Blut. Weil der Organismus die überflüssige Glucose aber loswerden muss, scheidet er sie über die Nieren und den Urin aus – so erklären sich die vielen WC-Besuche bei unbehandelten Diabetikern. Doch auch dieses Notfallsystem stößt bald an seine Grenzen, und über kurz oder lang steigt der Blutzucker auf Werte über ungesunde 120 mg/dl. Typ 1-Diabetes heißt diese Variante, sie betrifft knapp 10 Prozent aller Diabetiker.

Beim Typ 2, unter dem die restlichen über 90 Prozent der Diabetiker leiden, stellt die Bauchspeicheldrüse zunächst noch genug Insulin her. Es fehlen jedoch die Schlösser in den Zelltüren, sodass das Insulin die Zellen nicht öffnen und die Glucose nicht hineinströmen kann. Die direkten Folgen sind die gleichen wie beim Typ 1: Auch beim Typ 2-Diabetes bleibt viel zu viel Glucose im Blut und der Blutzucker steigt über die Dachmarke von 120 ml/dl hinaus.

Mit einem ständig erhöhten Blutzucker beginnen die Probleme jedoch erst: Jedes überflüssige Glucosemolekül verbindet sich im Blut mit Eiweißen. Je höher der Blutzuckerwert, desto mehr Glucose-Eiweiß-Pakete entstehen, die sich in den Gefäßwänden ablagern und den Blutfluss behindern. Wird dieser Vorgang nicht gestoppt, kommt es bald zu den typischen Folgen von Diabetes: Durchblutungsstörungen, Nierenschäden, Sehstörungen und Impotenz, um nur einige zu nennen. Studien haben ergeben, dass bis zur Hälfte der männlichen Diabetiker auch Probleme mit der Erektion haben.

Immunsystem und Lebensstil im Ungleichgewicht Über die Entstehung von Diabetes wissen Ärzte viel, wissenschaftlich bewiesen ist allerdings nur wenig. Virusinfekte und Umweltschadstoffe sind seit vielen Jahren im Gespräch. Der Favorit für die Hauptursache von Typ 1 ist jedoch eine Autoimmunreaktion, die nach und nach die Inselzellen der Bauchspeicheldrüse so lange zerstört, bis die Insulin-Produktion völlig versiegt. Auch wenn die Frage der Vererbung von Diabetes ebenfalls noch nicht geklärt ist, gilt als sicher, dass das Risiko steigt, wenn Verwandte betroffen sind. Haben zum Beispiel beide Eltern Typ 1-Diabetes, beträgt das Erkrankungsrisiko für ein Kind 20 bis 40 Prozent. Zum Vergleich: Das durchschnittliche Risiko, irgendwann im Leben Diabetiker zu werden, liegt sonst bei weniger als einem halben Prozent.

Anders ist die Situation beim Typ 2: Zu wenig Bewegung, Übergewicht, Bluthochdruck und Fettstoffwechselstörungen sind es, die dafür sorgen, dass die Zellen mit der Zeit immer weniger auf Insulin reagieren. Auch hier bleibt die Glucose im Blut und der Blutzuckerwert steigt über 120 mg/dl. Damit allerdings beginnt ein verhängnisvoller Kreislauf: Die hohe Glucosekonzentration veranlasst die Bauchspeicheldrüse dazu, immer noch mehr Insulin zu produzieren, so lange bis die Zellen erschöpft sind und kein Insulin mehr herstellen können. Meist dauert dieser Vorgang zwar Jahre, womit aber auch Jahre vergehen, bis entdeckt wird, dass sich zwar noch kein Diabetes entwickelt hat, die Blutzuckerregulation aber oft schon nicht mehr richtig funktioniert. In dieser Zeit entwickeln sich jedoch bereits die gefürchteten Folgeerkrankungen, ohne dass die Betroffenen zunächst etwas spüren.

Diabetes hat das Schreckensgesicht verloren Doch auch wenn die Zahl der Diabetesfälle in Deutschland steigt, die Erkrankung verliert immer mehr ihr Schreckensgesicht. Eine frühzeitige Therapie mit Insulin oder speziellen Medikamenten vorausgesetzt, kann heute jeder Betroffene damit rechnen, gesund alt zu werden. Es lohnt sich also, auf Risiken zu achten. Ein Arzt kann im Zweifelsfall durch simple Untersuchungen Entwarnung geben oder eine klare Diagnose stellen und dann alles Weitere veranlassen.

Test: Haben Sie Diabetes?

Je früher Diabetes behandelt wird, desto geringer sind die Folgeerkrankungen. Bei diesen Warnzeichen sollten Sie deshalb sofort zum Arzt gehen:

Häufiges Wasserlassen und außergewöhnlich großer Durst: Bei sehr hohem Blutzucker versucht der Körper die überschüssige Glucose mit dem Urin loszuwerden – so erklären sich die häufigen WC-Besuche: Diabetes mellitus heißt wörtlich übersetzt «zuckersüße Harnruhr». Weil der Körper dabei sehr viel Wasser verliert, stellt sich außergewöhnlich starker Durst ein – sechs Liter Wasser am Tag sind aus diesem Grund nicht ungewöhnlich.

Deutliche Gewichtsabnahme und Leistungsmangel: Fehlt Insulin, bleibt der Zucker im Blut und die Zellen gehen leer aus. Zur Energiegewinnung muss der Körper deshalb auf seine Eiweiß- und Fettreserven zurückgreifen, die dadurch langsam zur Neige gehen. Innerhalb weniger Wochen können so mehrere Kilo Körpergewicht verloren gehen. Aus dem gleichen Grund sinkt dann auch die allgemeine Leistungsfähigkeit.

Juckreiz und schlecht heilende Wunden: Ein permanent hoher Blutzuckerspiegel stört den Haut-Stoffwechsel und das Immunsystem. Als Folge heilen selbst kleinste Wunden nur noch zögerlich. Wegen des Flüssigkeitsmangels (siehe 1.) trocknet die Haut zunehmend aus und fängt stark an zu jucken.

Häufige Infektionskrankheiten: Diabetes schwächt das Immunsystem, indem es die Zahl der Abwehrzellen verringert und obendrein noch deren Beweglichkeit einschränkt. Außergewöhnlich häufige Infektionen, auch der Nieren und der Blase, sind eine Folge.

Sehstörungen: Zu viel Glucose im Blut bedeutet auch zu viel Glucose im Augenkammerwasser, aus dem sich die Linse ernährt. Die Linse reagiert auf die Überzuckerung des Kammerwassers mit einer vermehrten Flüssigkeitsaufnahme – wodurch sie zunehmend trüber wird.

52. Langes Radfahren macht impotent

Nein, nur Radfahrer, die pro Woche um die 500 Kilometer auf einem harten Fahrradsattel zurücklegen, sind statistisch gesehen möglicherweise gefährdet, vorübergehend impotent zu werden. Der Grund: Die harten Sättel können Blutgefäße und Nervenbahnen in den Genitalregionen quetschen. Auf der sicheren Seite sind radelnde Männer, wenn sie an ihrem Rad einen weichen Sattel montieren, die Sattelspitze leicht nach unten biegen und bei langen Touren ab und zu ein paar Kilometer stehend fahren.

53. Alkohol wärmt von innen

Subjektiv gesehen ist das meist richtig, objektiv ist allerdings das Gegenteil der Fall: Alkohol wärmt nicht von innen, sondern lässt den Körper auskühlen.

Wer im Winter beispielsweise in einem Fußballstadion steht und sich gegen die Kälte den einen oder anderen Glühwein oder gar ein paar Schnäpse genehmigt, friert zunächst wirklich weniger. Der Alkohol erweitert die Blutgefäße und leitet so das warme Blut aus dem Körperinneren in die äußeren Körperregionen. Hände und Füße fühlen sich meist schnell deutlich wärmer an.

Doch das warme Gefühl ist trügerisch. Gerade weil das warme Blut aus dem Körperinneren in Richtung Arme und Beine in die Haut fließt, kann die Wärme schneller an die Umgebung abgegeben werden. Zwei bis drei Gläser Glühwein senken die Körpertemperatur ungefähr um ein halbes Grad. Während einem gesunden, warm angezogenen Menschen der eine oder andere Glühwein natürlich nichts ausmacht, unterliegen Betrunkene mit deutlich mehr Alkohol im Blut der Gefahr einer Unterkühlung oder – im Extremfall, wenn sie ihren Rausch auf der Parkbank ausschlafen – sogar des Erfrierens.

54. Bei einer Vergiftung muss man Erbrechen auslösen

Nein, aus mehreren Gründen sollte man das nicht machen und das ‹Magenauspumpen› einem Arzt überlassen.

Übelkeit, Erbrechen, Bauchkrämpfe, Schwindel, Sehstörungen – Gift kann unterschiedliche Symptome auslösen. Vergiftungen sind deshalb nicht immer leicht zu erkennen. Besonders Kinder können selten genau beschreiben, warum es ihnen nicht gut geht. Sie haben Bauchweh, übergeben sich, verhalten sich ungewöhnlich, sind zittrig, apathisch oder können zum Beispiel nicht mehr sicher gehen.

Rasches und richtiges Handeln ist entscheidend Stellen Sie deshalb zum Beispiel Ihrem Kind gezielte Fragen und untersuchen Sie, ob es noch Reste einer giftigen Substanz im Mund hat – wenn ja, schnell raus damit! Nehmen Sie Proben davon mit zum Arzt oder ins Krankenhaus. Hat Ihr Kind aber eine Säure oder Lauge geschluckt, wie etwa Haushaltsreiniger, dann bringen Sie es nicht zum Erbrechen. Säuren und Laugen könnten die Speiseröhre verätzen. Geben Sie Ihrem Kind stattdessen zur Verdünnung kleine Schlucke klares Wasser zu trinken.

Zügig den Notarzt rufen! Rufen Sie anschließend sofort den Notarzt, wenn Sie glauben, dass Ihr Kind etwas Giftiges zu sich genommen hat. Denken Sie dabei an die fünf W-Fragen: Wer ruft an? Woher? Was ist geschehen? Wem? Welche Symptome zeigen sich? Warten Sie Rückfragen ab. Bis der Arzt kommt, beruhigen Sie das Kind und trösten Sie es. Schimpfen Sie bitte nicht und bewahren Sie vor allem selbst die Nerven – Ihr Kind fürchtet sich noch mehr, wenn es spürt, dass auch Sie Angst haben.

Keine Milch zu trinken geben! Wenn Ihr Kind etwas geschluckt hat, das im Magen schäumen könnte, wie Waschmittel, sollte es nichts zu trinken bekommen, auch keine Milch. Denn Milch beschleunigt die Aufnahme fettlöslicher Gifte im Darm und würde damit alles noch schlimmer machen. Auch Salzwasser ist keine gute Idee, weil Salzwasser das Erbrechen fördert.

Vorbeugen ist die beste Therapie Wenn Sie Ihr Kind dabei ertappen, dass es sich etwas in den Mund steckt und Sie unsicher sind, ob es sich um etwas Giftiges handelt, sollten Sie die Nummer des Giftnotrufzentrums Ihrer Region (siehe zum Beispiel: www.kindergesundheit-info.de) greifbar haben. Dort werden Sie fachkundig beraten, welche Stoffe gefährlich sind und was Sie im Einzelfall tun müssen.

Ansonsten gilt: Vorbeugung ist die beste Therapie gegen Vergiftungen: Wo Kinder sind oder sein könnten, dürfen weder

Zigaretten, Alkohol noch Medikamente herumliegen. Putzmittel gehören wie Farben und andere Lösungsmittel in einen verschließbaren Schrank. Und giftige Pflanzen im Garten müssen eingezäunt werden.

55. Antibiotika verkürzen die Erkältung

Das ist falsch und sogar gefährlich! Erkältungen werden durch Viren ausgelöst. Antibiotika wirken aber nur gegen Bakterien. Gegen die häufigsten Erreger von Erkältungskrankheiten, Viren, richten Antibiotika nichts aus. Eine Erkältung verkürzen können sie deshalb nicht.

Dass Ärzte bei schweren Erkältungen dennoch hin und wieder Antibiotika verordnen, hat spezielle Gründe: Besonders bei längeren Erkältungen setzen sich bakterielle Infektionen der Erkältung noch oben drauf. Mitunter ist dann diese so genannte Superinfektion noch äußerst lebendig, obwohl die eigentliche Viruserkältung schon ausgestanden ist. Die Superinfektion wird dann mit Antibiotika bekämpft.

Bakterien werden resistent Antibiotika nur dann einzusetzen, wenn sie wirklich gebraucht werden, ist sehr wichtig. Werden Antibiotika häufig ohne Grund eingesetzt, können sie ihre Wirkung verlieren. Dieser Wirkungsverlust – Ärzte nennen ihn Resistenz – beruht auf der Fähigkeit von Bakterien, Antibiotika «auszutricksen». Den Schlüssel zum Knacken eines Antibiotikums speichern die Bakterien dann in ihrem Erbmaterial und geben ihn an ihre Nachkommen weiter. Große Stämme von Bakterien werden so mit der Zeit gegen Antibiotika unempfindlich und können sich ungehindert im Organismus ausbreiten.

Antibiotika nicht zu früh absetzen Antibiotika sollten deshalb nicht «einfach mal so zwischendurch» eingesetzt werden. Bitte nehmen Sie zum Beispiel keine übrig gebliebenen Penicillintabletten ohne Absprache mit Ihrem Arzt ein. Nur Ihr Arzt kann beurteilen, ob ein Antibiotikum benötigt wird oder nicht. Möglicherweise wird er dazu vor Beginn einer Antibiotikatherapie ermitteln, welche Bakterien die Infektion verursachen. Bei einer Mandelentzündung zum Beispiel geschieht das durch einen Rachenabstrich. Die mikrobiologische Untersuchung des Abstrichs fördert das für diesen Erreger genau passende Antibiotikum zutage. Allerdings muss das vom Arzt verschriebene Medikament für die vorgeschriebene Zeit eingenommen werden. Andernfalls werden die Bakterien nicht besiegt und eine abgeschwächte Infektion kann leicht wieder aufflammen.

56. Nashornpulver & Co. steigern die Potenz

In jedem Mann steckt ein Hengst, wild und gierig, ausgestattet mit einem großen, mächtigen Geschlechtsorgan. Wenn Mann nur will, treibt er jede Frau in die sexuelle Ekstase.

So will es das Klischee, dabei hat es mit der Wirklichkeit etwa so viel zu tun wie James Bond mit einem Sachbearbeiter beim Bundesnachrichtendienst. Das richtige Leben sieht trister aus: Rund sieben Millionen Männer können im Bett nicht so wie sie wollen, weil ihr ‹bester Freund› sie hängen lässt. Scham hindert die meisten daran, mit ihrer Partnerin oder einem Arzt offen zu sprechen und Hilfe zu suchen. Stattdessen geistert die Angst vor dem nächsten Durchhänger durch das Schlafzimmer und ruiniert nach und nach das Selbstvertrauen.

Obwohl die meisten psychischen und physischen Ursachen von Impotenz heutzutage gut behandelbar sind, greifen Betroffene mitunter zu scheinbaren Potenzmitteln wie Nashornpulver und Co. Dass diese Mittel aber weder die Potenz steigern noch gegen das häufigste Problem – ein gelegentliches Formtief im Bett – helfen, bleibt dabei oft unbeachtet.

Vermeintliche Potenzhilfen aus Fauna und Flora

Ginseng: Männer in Asien verwenden den Extrakt der Wurzel gegen Impotenz. Der wissenschaftliche Beweis für die Wirkung steht jedoch noch aus.

Yohimbe: Der Extrakt aus der Rinde des Yohimbe-Baumes kann möglicherweise zu mehr Potenz verhelfen. Yohimbin erweitert die Arterien und erhöht so die Blutzufuhr im Penis, die Basis für eine Erektion. Bei zu hoher Dosierung drohen allerdings Nebenwirkungen wie Unruhe, Herzrasen, Schlafstörungen, Schwindel, Übelkeit und starker Speichelfluss. Deshalb ist Yohimbin in Deutschland verschreibungspflichtig.

Spanische Fliege: Die ‹Spanische Fliege› ist eigentlich ein Käfer, in dessen Körper der Stoff Cantharidin zu finden ist. Vor Jahrhunderten diente der Stoff als Heilmittel und Potenzstütze, aber auch als Gift für Hinrichtungen und Meuchelmorde. Wegen dieser Nebenwirkung ist Cantharidin in den westlichen Ländern verboten.

Test: Anzeichen für Impotenz

Wenn Männer über einen Zeitraum von drei bis sechs Monaten keine deutliche Erektion haben, kann bei ihnen eine Impotenz vorliegen und es sollte zügig ein Arzt konsultiert werden. Ein Arztbesuch steht außerdem an, wenn

- mangels einer Erektion drei von vier Versuche fehlschlagen, Geschlechtsverkehr zu haben.
- das Gefühl besteht, dass spontane Erektionen morgens und nachts seltener auftreten.
- es immer länger dauert, bis eine Erektion zustande kommt.

- auch Selbstbefriedigung zu keiner Erektion führt.
- Sex aus Angst vor dem Versagen vermieden wird.

57. Sonnencremes schützen vor Hautkrebs

Nein, alleine auf Sonnencremes sollte man sich bei der Hautkrebsvorbeugung nicht verlassen. Wie viel Sonne Sie vertragen, ohne einen Sonnenbrand zu bekommen oder den Hautkrebs herauszufordern, hängt von Ihrem Hauttyp ab. Für jeden Hauttyp gibt es die so genannte Eigenschutzzeit. Sie gibt an, wie lange Sie ohne Sonnenschutzmittel gefahrlos in der Sonne bleiben können:

- Kinderhaut ist der empfindlichste Hauttyp und muss deshalb mit Sonnenhut, Hemd und Hosen geschützt werden. Ungeschützte Stellen sollten Sie mit einer Sonnenschutzcreme mit hohem Lichtschutzfaktor abdecken. Außerdem sollten Kinder immer nur kurz in die Sonne gehen und zwischen 12 und 15 Uhr im Vollschatten bleiben.
- Hauttyp I ist der keltische Typ. Die Haut ist hell, hat oft Sommersprossen, dazu noch rote Haare und blaue Augen. Auch diese Haut ist sehr empfindlich. Die Kinderhaut und Hauttyp I haben eine Eigenschutzzeit von maximal 5 Minuten.
- Hauttyp II entspricht dem hellhäutigen Europäer. Seine Haare sind blond bis braun, die Augen blaugrau oder grün. Die Eigenschutzzeit beträgt maximal 10 Minuten.
- Hauttyp III entspricht dem dunkelhäutigen Europäer. Die Haut ist hell bis hellbraun, die Haare dunkelblond bis braun, die Augen grau bis braun. Die Eigenschutzzeit ist maximal 10 Minuten.
- Mit dem mediterranen Hauttyp IV sind die Menschen das ganze Jahr über braun und werden im Sommer sogar noch brauner. Doch auch ihre Eigenschutzzeit hat Grenzen: maximal 20 Minuten.

Wenn Sie länger in der Sonne bleiben wollen, als Ihr Hauttyp gestattet, müssen Sie eine Sonnenschutzcreme mit hohem Lichtschutzfaktor verwenden und etwas rechnen: Dürfen Sie mit einem Hauttyp II nur 10 Minuten ungeschützt in die Sonne gehen, verlängert sich diese Zeit bei einem Lichtschutzfaktor von 10 um den Faktor 10. Mit dem Hauttyp II dürften Sie dann insgesamt 100 Minuten in der Sonne bleiben. Und daran sollten Sie sich auch halten, denn es gibt wenig, was für die Haut schlimmer ist, als zu lange in der Sonne zu liegen – Sonnenbrände, mehr Falten und Hautkrebs können die Folgen sein. Allerdings ist auch eine korrekt eingesetzte Sonnenschutzcreme keine Garantie, dass die Haut beim Sonnenbaden gesund bleibt. Eine überzogene Sonnenschutzzeit, eine wasserlösliche Creme beim Baden – und der Sonnenschutz war einmal!

58. Mallorca-Akne gibt es nur auf Mallorca

Nein, das ist ein Irrtum: Mallorca-Akne hat mit der Ferieninsel im Mittelmeer nichts zu tun. Mallorca-Akne kann man überall auf der Welt bekommen.

Wenn die Haut nach einem Sonnenbad plötzlich juckt und sich Pusteln bilden, kann es sich um eine so genannte Sonnenallergie handeln – ausgelöst durch die UVA- und UVB-Strahlen der Sonne. Die Mallorca-Akne ähnelt einer Sonnenallergie. Allerdings reagiert die Haut dabei nicht auf die Sonne selbst, sondern auf das, was ihre Strahlen aus den Inhaltsstoffen der Cremes und Kosmetika auf der Haut machen. Bei den chemischen Reaktionen entstehen Abbauprodukte, die schließlich die allergieähnlichen Hautreaktionen auslösen.

Eine Mallorca-Akne können Sie leicht verhindern, indem Sie eine Sonnencreme mit physikalischem Lichtschutz einsetzen. Fragen Sie dazu in der Apotheke oder Drogerie nach Produkten, die Eisen-, Titan- oder Zinkoxid enthalten.

59. Brustkrebs entsteht durch Stöße gegen die Brust

Nein, das ist medizinischer Nonsens. Die Ursache für Brustkrebs bei Frauen ist im Prinzip noch unbekannt. Es wurden aber eine Reihe von Risikofaktoren aufgedeckt, die das Brustkrebsrisiko generell erhöhen – Stöße gegen die Brust gehören nicht dazu.

Das sind die bisher vermuteten Ursachen für Brustkrebs:

- Das Erkrankungsrisiko steigt mit dem Alter.
- Brustkrebs bei Verwandten 1. Grades (Mutter, Schwester) erhöht das Risiko selbst zu erkranken um das 2- bis 3-Fache.
- Eine frühe erste Menstruation oder vergleichsweise späte Wechseljahre erhöhen das Brustkrebsrisiko.
- Frauen, die bei der Geburt ihres ersten Kindes älter als 30 Jahre alt waren, sind häufiger betroffen.
- Frauen, die keine Kinder geboren haben, haben ebenfalls ein erhöhtes Risiko. Umgekehrt liegt das Risiko bei Frauen, die geboren haben, niedriger.
- Das Risiko sinkt, je länger die Stillzeit insgesamt war. Frauen mit einer Stillzeit von mehr als 24 Monaten haben im Vergleich zu Frauen, die nur ein bis sechs Monate gestillt haben, ein vermindertes relatives Brustkrebsrisiko.
- Hat der Krebs eine Brust befallen, erhöht sich das Risiko, dass er sich später auch in der anderen Brust entwickelt.
- Übergewichtige Frauen erkranken nach der Menopause etwas häufiger als der Durchschnitt.
- Eine fortgeschrittene Mastopathie (Knötchen- oder Zystenbildung an den Brüsten mit Entstehung so genannter atypischer Zellen) erhöht das Brustkrebsrisiko.
- Die Hormonersatztherapie bei Wechseljahren erhöht das Brustkrebsrisiko.

- Fünf bis zehn Prozent der Brustkrebserkrankungen sind durch ererbte Veränderungen in den Brustkrebsgenen BRCA1 und BRCA2 bedingt. Eine von zwei Frauen mit dieser Genveränderung erkrankt bis zum 70. Lebensjahr.

60. Kopfschmerztabletten mit Cola runterzuspülen ist lebensgefährlich

Nein, das ist übertrieben. Vermutlich ist noch kein Mensch durch das Zusammenwirken von Cola und Kopfschmerztabletten ernsthaft zu Schaden gekommen. Richtig ist allerdings: Bei der zeitgleichen Einnahme von manchen Kopfschmerztabletten und Koffein kann es zu einer Beschleunigung des Herzschlags kommen. Viele Kopfschmerzmedikamente enthalten aber auch Koffein, weil Koffein bei einigen Kopfschmerzformen schmerzlindernd wirkt. Manchmal reicht deshalb schon ein Glas Cola oder schwarzer Kaffee, um leichte Kopfschmerzen zu bekämpfen.

Auch wenn die Mischung von Cola und Kopfschmerztabletten eher harmlos ist, sollte man bei der Einnahme von Medikamenten zusammen mit Koffein generell vorsichtig sein:

- Eine verstärkte Wirkung ergibt die Kombination von Koffein und Herztabletten. Das kann zu Herzrasen, Schwindel, Unruhe und Atemnot führen. Das gilt auch bei Asthmamitteln und bei einigen Schilddrüsenhormonen.
- Nimmt man Mittel zur Blutdrucksenkung ein und spült diese mit einem koffeinhaltigen Getränk hinunter, könnte der Blutdruck ansteigen anstatt abzufallen. Auch die Wirkung von Antidepressiva wird mitunter aufgehoben.
- Wenn wassertreibende Pillen mit Koffein eingenommen werden, ist ein häufiger Gang auf die Toilette vorprogrammiert. Es besteht die Gefahr von zu hohem Wasserverlust und Austrocknung – besonders bei älteren Menschen, die ohnehin oft zu wenig trinken.

- Diabetes-Medikamente und Koffein vertragen sich ebenfalls nicht. Dadurch kann der Blutzucker gefährlich weit abfallen.
- Manche Antibiotika und die Antibabypille verzögern den Abbau des Koffeins im Körper. Außerdem können die Gerbstoffe in Kaffee und Tee die Aufnahme von Eisen aus Vitaminpräparaten behindern. Durch die Gerbstoffe entstehen schwerlösliche Verbindungen, sodass der Körper das Eisen ungenutzt ausscheidet.

61. Schmerzen muss man akzeptieren

Nein, Schmerzen muss man ganz und gar nicht akzeptieren. Schmerzen verweisen oft auf Krankheiten und dürfen deshalb nicht komplett ausgeschaltet werden. Geht man nach einer Diagnose nicht konsequent gegen Schmerzen vor, können sie chronisch werden. Sogar ein an sich harmloses, aber vernachlässigtes Rückenproblem wird so spätestens nach sechs Monaten zum Dauerleiden.

Eine eigenständige Schmerzkrankheit droht Chronische Schmerzen peinigen ihre Opfer aber nicht nur dann noch unaufhörlich, wenn die Ursache lange beseitigt ist. Sie lassen sich auch zunehmend schwerer kurieren. ‹Schmerzkrankheit› nennen Ärzte diesen Zustand und schätzen ungefähr elf Millionen Betroffene in Deutschland. Neben den körperlichen Torturen haben die Leidtragenden häufig auch mit Depressionen zu kämpfen. Der Rückzug aus dem gesellschaftlichen Leben ist für viele meist nur eine Frage der Zeit.

Kompliziertes Schmerzsystem Die Ursache der Schmerzkrankheit ist das Schmerzsystem selbst. Es ist komplexer als viele Ärzte dies lange Zeit für möglich gehalten haben.

Schmerzen entstehen nicht allein an dem Ort, der schmerzt. Das ‹Gefühl Schmerz› entsteht vielmehr in einem Netzwerk aus

Milliarden von Schmerzfühlern und Nervenzellen, die ständig neue Reize aus der Haut und den inneren Organen ans Gehirn senden. Bevor die Reize dort zu einem Gefühl verarbeitet werden, mischt sich die Psyche ein. Sie entscheidet in letzter Instanz, ob ein Nadelstich in den Arm tatsächlich als Schmerz empfunden wird oder zum Beispiel sexuelle Lust bereitet.

Einfluss der Stimmung Dass die Stimmungslage die Schmerzschwelle verrücken kann, macht sich auch anderweitig bemerkbar. So leiden unter Rückenschmerzen häufig Menschen, die unter ihren Problemen fast zusammenbrechen. Es funktioniert allerdings auch anders herum: Ein Fußballer könnte ein wichtiges Spiel mit einem verstauchten Knöchel bestreiten und dabei keinen Schmerz spüren.

Lernfähige Fasern im Rückenmark Diese Vielschichtigkeit des Schmerzsystems ist es aber auch, die zur Schmerzkrankheit führen kann. Den anatomischen Ursprung des Geschehens bilden Schmerzfasern im Rückenmark, die eine Art Eigenleben entwickeln, wenn sie über längere Zeit immer wieder gereizt werden. Die aufmüpfigen Nerven speichern das Gefühl Schmerz und liefern ab sofort kaum noch etwas anderes ans Gehirn. Derart aufgestachelt bringen sie zudem einen Mechanismus in Schwung, der die Zahl der Schmerzfühler im Körper erhöht. Schon auf leichteste Reize reagiert der Organismus dann mit erhöhter Empfindlichkeit. Ein Luftzug über die Haut, der sonst nicht weh tun würde, kann bereits Schmerzen auslösen.

Vergleichbar ist das Gedächtnis der Schmerzfasern mit der Lernfähigkeit der Muskulatur. Eine gute Tennis-Rückhand hat man auch nach vielen Jahren ohne Spiel noch nicht völlig verlernt. Dass Schmerzgedächtnis zu löschen und Schmerzkranke so von ihren Leiden zu befreien, erfordert deshalb einigen Aufwand. Oft bringt erst eine Kombination von Medikamenten, Psychotherapie und Entspannungsverfahren wie Biofeedback oder Autogenes Training den ersehnten Erfolg.

62. Wer mit Absicht schielt, dem bleibt das Auge stehen

Nein, das ist ein Märchen aus der Folge «Wie erschrecke ich meine Kinder?» – vor dem sich allerdings niemand fürchten muss. Auch wer aus Spaß mal seine Augen verdreht und dadurch absichtlich schielt, muss nicht damit rechnen, dass sein Auge einfach in dieser Position stehen bleibt. Unsere Augäpfel können durch zahlreiche kleine Muskeln in viele Richtungen bewegt werden. Dass sie plötzlich ‹einfrieren›, wie ein abgestürztes Computerprogramm auf dem Monitor, ist Nonsens.

63. Wer destilliertes Wasser trinkt, stirbt

Das ist Unsinn, auch wenn sich die Begründung dafür zunächst plausibel anhört: Körperzellen enthalten Salze, destilliertes Wasser dagegen nicht. Um den Unterschied in der Salzkonzentration zwischen den salzhaltigen Zellen und dem salzfreien destillierten Wasser auszugleichen, saugen die Zellen derart viel destilliertes Wasser auf, dass sie bald platzen. Und das wäre tödlich.

Doch natürlich kommen nur wenige Zellen von Mund, Speiseröhre, Magen und Darm mit dem getrunkenen destillierten Wasser direkt in Berührung. Außerdem befinden sich im Magen meist Speisereste sowie Salze und Mineralien aus der Magensäure. Das destillierte Wasser vermischt sich damit und ist somit für die Zellen sofort unschädlich.

So trinken Sie stets genug und bleiben fit und leistungsfähig

Der Körper besteht zu mehr als zwei Dritteln aus Wasser. Ohne regelmäßiges Trinken würde er sehr schnell nicht mehr richtig funktionieren. Besonders der Kreislauf ist davon abhängig, dass man tagsüber genug Flüssigkeit zu sich nimmt. Allerdings fällt das regelmäßige Trinken nicht jedem leicht. Die folgenden Trinktipps lassen sich im Alltag einfach umsetzen.

- In der Hektik des Tages, oder weil man keinen Durst verspürt, ist das Trinken schnell vergessen. Bauen Sie deshalb mindestens drei bewusste Trinkpausen in Ihren Tagesplan ein. Trinken Sie zum Beispiel alle zwei Stunden ein Glas ungesüßten Tee. Stellen Sie gegebenenfalls Ihren Wecker, damit Sie Ihre Trinkpause nicht vergessen.
- Haben Sie immer etwas zu trinken in Ihrer Nähe vorrätig: zum Beispiel jeweils eine Flasche Mineralwasser auf dem Küchentisch, auf Ihrem Schreibtisch und in Ihrem Auto.
- Trinken Sie bei körperlicher Arbeit und bei großer Wärme deutlich mehr als sonst. Denn Ihr Körper verliert durch das Schwitzen bis zu drei Mal mehr Flüssigkeit als üblich.
- Trinken Sie regelmäßig über den Tag verteilt kleinere Mengen. Denn Ihr Körper hat keinen Reservetank. Er kann nur etwa einen halben Liter auf einmal verarbeiten. Darüber hinaus aufgenommene Flüssigkeit scheidet er sofort wieder aus.
- Führen Sie Ihre eigenen Trinkrituale ein. Trinken Sie zum Beispiel je ein Glas Wasser morgens nach dem Aufstehen und nach der Rückkehr von jedem Einkauf oder Spaziergang.
- Trinken Sie immer ein Glas Wasser zu den Mahlzeiten und außerdem ein Glas zu jedem Kaffee. Letzteres gilt besonders, wenn Sie mehr als vier Tassen Kaffee am Tag trinken.
- Sorgen Sie für Abwechslung. Sie können Wasser auch mit Saft als Schorle mischen (ein Drittel Saft, zwei Drittel Wasser) oder Früchte- oder Kräutertee trinken.

64. Spinat enthält besonders viel Eisen

Nein, das ist ein Irrtum! Spinat gilt zwar als besonders gesund, weil er angeblich mehr Eisen enthalten soll als jedes andere Gemüse. Doch in Wirklichkeit enthält Spinat nur wenig mehr Eisen als Schokolade. Obendrein ist das im Spinat enthaltene Eisen für Menschen noch nicht einmal besonders gut verwertbar. Spinat ist also alles andere als ein guter Eisenlieferant.

An dem Irrtum ist im Prinzip der Schweizer Forscher Gustav von Bunge Schuld. Er hatte im Jahre 1890 Spinat auf seine Inhaltsstoffe untersucht und dabei auch den Eisengehalt ermittelt. Nach von Bunges Forschungen enthalten 100 Gramm Spinat etwa 35 Milligramm Eisen – was wirklich sehr viel wäre. Allerdings hatte der Wissenschaftler damals 100 Gramm getrockneten Spinat untersucht. Da frischer Spinat aber zu 90 Prozent aus Wasser besteht, enthalten 100 Gramm Spinat am Ende doch nur etwa 3,5 Milligramm Eisen – und das ist ziemlich wenig Eisen für ein Gemüse. Erst Jahrzehnte später fiel dieser Fehler in der Interpretation der Messwerte auf.

65. Eine ausgekugelte Schulter kann man selbst einrenken

Wenn der australische Schauspieler Mel Gibson im ersten Teil der Hollywood-Klamotte ‹Lethal Weapon› seine ausgekugelte Schulter mit einem gezielten Rempler gegen eine Wand wieder einrenkt, dann funktioniert das nur im Film so leicht. Eine nach einem Sturz ausgekugelte Schulter lässt sich beispielsweise aufgrund der enormen Spannung der Muskulatur rund um die Schulter ohne ärztliche Hilfe nicht wieder einrenken. Wer es dennoch mit Gewalt versucht, verschlimmert nur seine Schulterverletzung.

Einzige Ausnahme von dieser Regel könnte die so genannte habituelle Schulterluxation sein. Damit ist die Veranlagung gemeint, dass sich bei bestimmten Bewegungen der Kopf des Oberarmknochens immer wieder aus dem Schultergelenk dreht. Da dies relativ leicht passiert, wissen die Betroffenen meist genau, wie sie ihre Schulter selbst wieder einrenken können.

66. Eine Blutvergiftung wird tödlich, wenn der rote Strich das Herz erreicht

Was im Volksmund ‹Blutvergiftung› genannt wird, ist in Wirklichkeit eine Entzündung der Lymphbahnen durch eine Infektion, zum Beispiel mit Bakterien oder Pilzen. Diese ‹Lymphbahnenvergiftung› kann sich mit einem rötlichen Streifen unter der Haut zeigen, der zum Beispiel an der Innenseite eines Beins aufwärts läuft. Die Lymphknoten in der Umgebung sind geschwollen und schmerzen, wenn man sie drückt. Die allermeisten Lymphbahnen im Körper führen aber nicht ins Herz, sondern geben ihren Inhalt in Blutgefäße ab.

Wird eine ‹Lymphbahnenvergiftung› nicht sofort behandelt, kann es zu einem Lymphstau kommen, das heißt zu einer Schwellung des betroffenen Gewebes. Zu einer lebensbedrohlichen Infektion des gesamten Körpers (Sepsis) kann es kommen, wenn die entzündete und mit Keimen durchdrungene Lymphflüssigkeit in die Blutbahn gelangt. Die Symptome sind ein plötzlich sehr niedriger Blutdruck, Unwohlsein, eine flache Atmung und Benommenheit. Bei Verdacht auf eine ‹Lymphbahnenvergiftung› muss sofort ein Arzt oder eine Klinik aufgesucht werden. Dort beginnt umgehend eine Behandlung mit Antibiotika oder Antimykotika (Anti-Pilz-Medikament).

67. Wie die Nase des Mannes, so sein Johannes

Die Größe der Nase des Mannes soll angeblich der Größe seines Penis entsprechen. Nach einer Untersuchung der koreanischen Wissenschaftler Dr. Jong Cheol Woo und Dr. Nam Cheol Park von der Pusan National University an 655 Männern besteht definitiv kein Zusammenhang zwischen Penislänge und Nasengröße.

68. Stress macht krank

Nein, Stress macht nicht krank – jedenfalls nicht automatisch. Denn Stress zu haben ist nicht immer negativ. Oft haben wir Stress auch ganz gern, weil es Teil unseres Berufslebens oder unserer Lebensart ist. Viel zu arbeiten, bedeutet deshalb nicht automatisch Stress im krankmachenden Sinne. Oft ist die tägliche Einbindung in Termine, Meetings und Projekte wichtig für das Selbstwertgefühl und deshalb unverzichtbar. Würde man diese Aktivitäten plötzlich stark reduzieren, ohne es wirklich zu wollen, könnte das allerdings tatsächlich krankmachenden Stress verursachen.

Ob wir eine Situation als Stress empfinden, hängt davon ab, wie wir sie bewerten und mit ihr umgehen. Solange wir es gut finden, täglich zwölf Stunden zu arbeiten, und wir noch Zeit zum Ausgleich haben, muss nicht automatisch Stress vorliegen. Erst wenn die Bewältigungsstrategien für diese ständig erhöhten Anforderungen nicht mehr ausreichen, wird es kritisch.

Managen Sie Ihren Stress Doch selbst, wenn man weiß, was einen stresst, gilt: Stress lässt sich nicht immer verhindern. Entscheidend ist, immer wieder einen Ausgleich zu finden, um Stress nicht zu einem Dauerzustand werden zu lassen. Stress zu ‹managen› bedeutet, so damit umzugehen, dass er die Gesundheit und die Lebensqualität nicht beeinträchtigt:

- Finden Sie heraus, was Ihnen wirklich wichtig ist und richten Sie Ihr Leben so aus, dass Sie immer mehr Überflüssiges weglassen können. So werden Sie ‹nein› zu den Dingen sagen können, die Sie eigentlich nicht wollen. Und so setzen Sie Ihre Kräfte optimal in Ihrem Interesse ein. Sie setzen damit auch Prioritäten und werden viele Entscheidungen für oder gegen zusätzliche Aktivitäten leichter fällen können.
- Entwickeln Sie ein effektives Zeitmanagement und planen Sie danach alle Ihre Aktivitäten. Planen Sie dabei Zeit für Erholung als ‹feste Termine› ein. Auch mit dem besten Zeitmanagement wird sich Stress zwar nie ganz vermeiden lassen. Deshalb ist es besonders wichtig, Möglichkeiten zu haben, mit denen Sie verbrauchte Energie wiedergewinnen können.

Zehn Zeichen, dass Sie im Stress sind

- Sie schwitzen stärker als sonst, besonders in den Handflächen und am Hals.
- Ihr Herz schlägt in Ruhe mit mehr als 80 Schlägen pro Minute.
- Sie machen in Ruhe mehr als 20 Atemzüge pro Minute.
- Sie haben Einschlafprobleme, weil Ihr Herz so laut klopft.
- Sie können sich schlecht konzentrieren und treffen ungern Entscheidungen.
- Ihr Appetit hat deutlich nachgelassen oder zugenommen.
- Ihnen ist in letzter Zeit öfter mal schwindelig.
- Sie müssen öfter auf die Toilette als gewöhnlich.
- Auf Kleinigkeiten reagieren Sie unangemessen aggressiv.
- Sie suchen zum Beispiel verzweifelt Ihren Schlüsselbund, obwohl er in der Hosentasche steckt.

Was verursacht bei Ihnen Stress?

Der Übergang vom gesunden zum ungesunden Stress ist fließend. Und oft können Betroffene gar nicht genau benennen, was ihnen Stress macht. Um den überbordenden, ungesunden Stress abbauen zu können, muss dies allerdings bekannt sein. Neben den eigenen Gedanken und die Weise, wie wir auf unsere Umgebung oder auf Ereignisse reagieren, sind typische Auslöser von Stress zum Beispiel:

- die Umwelt: Lärm, Verkehr, Wetter, Luftverschmutzung
- materielle Faktoren: Arbeitsplatzangst, finanzielle Probleme
- soziale Faktoren: Probleme mit Mitmenschen
- Arbeitsplatz: Termine, Konflikte mit Vorgesetzten
- körperliche Faktoren: Krankheiten, hormonelle Schwankungen, schlechte Ernährung, wenig Bewegung, wenig Schlaf

Strategien gegen Stress

Stress akzeptieren. Akzeptieren Sie, dass ein gewisses Maß an Stress nützlich ist, um bestimmte Leistungen erbringen zu können, weil dazu der gesamte Organismus in ‹Alarmbereitschaft› versetzt werden muss.

Nicht zu viel vornehmen. Stress ist oft hausgemacht, durch zu hohe Anforderungen an sich selbst bei Arbeit, Haushalt oder Freizeit. Zumindest bei Letzterem sollte man sich den Rat ‹weniger ist oft mehr› zu Herzen nehmen.

Terminpläne machen. Auch im Haushalt oder in der Freizeit; der Kalender sollte aber ausreichend Ruhepausen einkalkulieren.

Probleme nicht überbewerten. Nicht im gestressten Zustand versuchen, Probleme zu lösen. Im entspannten Zustand kann man klarer denken. Hilfreich sind körperliche Entspannungstechniken wie Yoga, autogenes Training oder als schnellwirksame Maßnahme ein Entspannungsbad.

Stress in körperliche Aktivität umsetzen. Sport treiben oder Spazierengehen zum Beispiel. Oder eine körperliche Arbeit verrichten, die Ihnen Spaß macht.

69. Kinderkrankheiten durchzumachen ist besser als impfen

Nein, das Gegenteil ist der Fall. In der Regel führt die Impfung gegen eine Infektionskrankheit zu einer mindestens ebenso kräftigen Immunität wie das natürliche Durchmachen der Infektion. Obendrein ist das Risiko eines Impfschadens statistisch gesehen deutlich kleiner als das Risiko, ungeimpft zu erkranken und dann schwere Komplikationen zu erleiden. Das Beispiel Masern zeigt diese Zusammenhänge sehr eindrucksvoll.

Masern gelten zwar als eine Kinderkrankheit, können aber schwerwiegende Folgen haben. In den meisten Fällen ist zwar nach ein paar Tagen alles folgenlos ausgestanden. In einigen Fällen kommt es jedoch zu Komplikationen, die lebensgefährlich sein können. Besonders Lungenentzündungen und Hirnhautentzündungen sind gefürchtet. Bei einer Masern-Epidemie in den Niederlanden vor etwas mehr als zehn Jahren starben von 3000 Erkrankten 3 Betroffene. Schlimm genug ist aber zweifellos bereits, wenn als Folge von Masern Taubheit, Blindheit oder ein lebenslanges Koma bleibt.

Impfschäden sind selten Eine vollständige Masern-Impfung kann dies alles verhindern und jedes Kind (und grundsätzlich jeder Erwachsene) sollte deshalb geimpft sein. Manche Eltern vergessen bloß die Auffrischung, andere zögern aus Angst vor Impfschäden. Andere wiederum glauben, das Immunsystem eines Kindes werde mit den Masern allein fertig, das sei auch natürlicher als die Impfung. Doch allein darauf zu vertrauen, ist ein wenig wie russisches Roulette zu spielen: Es geht leider regelmäßig schief.

Nach einer Impfung ist manchmal die Injektionsstelle ein wenig gerötet und geschwollen und tut etwas weh. Auch leichtes Fieber ist möglich. Diese Reaktionen sind jedoch in aller Regel harmlos und klingen schnell wieder ab. Wenn Eltern in diesen Fragen unsicher sind, sollten sie einen Kinderarzt fragen. Er kann umfassend über Masern und Impfungen aufklären.

70. Der Mensch braucht mindestens drei Liter Wasser am Tag

Sicher ist, dass ein gesunder Mensch ohne Nahrung zwar rund 100 Tage, ohne Wasser jedoch nur wenige Tage überleben kann. Doch wie viel Wasser beziehungsweise Flüssigkeit wir zum Leben täglich brauchen, das hängt von vielen Faktoren ab. Drei Liter pro Tag sind zu pauschal und können je nach Lage der Dinge auch zu viel oder (bei Sportlern) deutlich zu wenig sein. Insgesamt hängt der Flüssigkeitsbedarf von Klima, Gewicht, Gesundheitszustand und dem Umfang der körperlichen Aktivität ab – hier ist also ein wenig gesunder Menschenverstand gefragt. Zu viel Flüssigkeit zu trinken kann sogar schädlich sein, etwa für Menschen mit Herzkrankheiten.

71. Haare wachsen schneller, wenn man sie öfter schneidet oder rasiert

Nein, weder im Gesicht noch an den Beinen noch auf dem Kopf legen die Haare im Wachstum zu, wenn man sie besonders häufig schneidet oder rasiert. Auch werden Haare dadurch nicht dunkler oder dicker. Mehrere Studien konnten das zweifelsfrei bestätigen. Auch Frauen können demnach ganz entspannt sein: Das Rasieren der Beine fördert den Haarwuchs nicht. Warum das mitunter doch so aussieht, hängt damit zusammen, dass die frischen, steil stehenden Stoppeln natürlich mehr auffallen als die feinen, flach auf der Haut liegenden Härchen.

Das tut Kopfhaut und Haaren gut

Täglich 3 Minuten die Kopfhaut massieren: Die kurze Selbst-Massage fördert die Durchblutung und löst leichte Schuppen. Aber nicht die Haare gegen die Kopfhaut reiben. Besser ist es, die Kopfhaut sanft mit den Fingerspitzen gegen den Schädel zu verschieben.

Mildes Shampoo verwenden: Ideal, auch für Erwachsene, sind Kinder-Shampoos; sie enthalten besonders hautmilde Inhaltsstoffe. Anti-Schuppen-Shampoos sollte man über längere Zeit nur nach Rücksprache mit dem Hautarzt verwenden.

Packungen und Spülungen verwenden: Grundsätzlich gut geeignet sind Produkte zum Ausspülen. Sie hinterlassen keine Rückstände auf der Kopfhaut. Ideal sind Produkte auf der Basis von Milch-Eiweiß.

An der Luft trocknen lassen: Das ist einfach der natürlichste Weg und deshalb für Haare und Kopfhaut optimal.

Von innen pflegen: Eine Ernährung mit reichlich Kalzium (Milch), Zink (Seefisch, Sonnenblumenkerne) und Biotin (Erdnüsse, Tomaten, Vollkornreis) liefern dem Haar wichtige Nährstoffe.

Bei Beschwerden zum Hautarzt gehen: Kopfjucken, Haarausfall und nässende Stellen verlangen nach gründlicher Ursachenforschung. Bei Allergien und Pilzen ist die Behandlung dann auch umso schneller erfolgreich.

Die richtige Frisur wählen: Dabei orientiert man sich am besten an der Wuchsrichtung der Haare. Zwingt man die Haare dagegen in eine unnatürliche Position, werden die Haarwurzeln gereizt und können ausfallen.

Das mögen Kopfhaut und Haare nicht

Täglich die Haare shampoonieren: Besonders mit einem aggressiven Shampoo ist das eine Zumutung für Kopfhaut und Haare. Alle zwei bis drei Tage Shampoonieren wäre ein guter Kompromiss.

Heiß duschen: Wer die Wassertemperatur beim Duschen besonders heiß wählt, denkt nicht an seinen Kopf. Vor allem der Säureschutzmantel der Kopfhaut leidet durch häufige nasse Hitze.

Sehr heiß föhnen: Das trocknet die Haare zwar schneller. Mit der Zeit werden sie dadurch aber strohig und die Kopfhaut sehr trocken.

In die pralle Sonne gehen: Die Haare bleichen dadurch aus und werden strohig. Je nach Frisur (Scheitel) und Haardichte (Glatze) verbrennt zudem Kopfhaut schneller als man zunächst vermutet.

Häufig Dauerwellen machen lassen: Aggressive Mittel greifen Haare und Kopfhaut gleichermaßen an. Der Friseur kennt mit Sicherheit auch milde Verfahren.

Styling-Produkte in die Kopfhaut massieren: Schaum, Gel und Wachs eignen sich nur für die Haare. In die Kopfhaut massiert, fördern sie lediglich die Schuppen-Bildung.

Helme ohne Innenfutter tragen: Motorrad- und Fahrradhelme müssen ein waschbares Innenfutter haben, weil durch das feuchte Klima unter dem Helm das Wachstum von Mikroorganismen begünstigt wird. Und diese ruinieren über die Entstehung von Ekzemen auf der Kopfhaut auch die Frisur.

72. Bei Erkältungen sollte man so viel Vitamin C wie möglich essen

Nein, so ist es nicht. Zwar braucht unser Immunsystem Vitamin C, um optimal arbeiten zu können – der Tagesbedarf liegt bei 50 bis 100 mg. Eine Orange enthält, je nach Größe und Qualität, etwa 30 bis 70 mg Vitamin C. Zwei bis drei Orangen am Tag würden also auch bei einer Erkältung ausreichen.

Überflüssiges Vitamin C landet in der Toilette Wenn es auch plausibel klingt, dem Körper reichlich von dem zu geben, was er so dringend braucht: Zusätzliche Vitamin-C-Präparate oder gar Vitamin-C-Infusionen, wie sie von manchen ‹Heilern› angeboten werden, sind in aller Regel unnötig. Denn bereits bei der Aufnahme von 100 mg täglich (also etwa zwei bis drei Orangen) sind die Vitamin-C-Speicher des Körpers voll. Was jetzt noch an Vitamin C hinzu kommt, ganz gleich ob in Form von Obst, Gemüse, Dragee oder per Infusion, das scheidet der Körper in kurzer Zeit über die Nieren und den Urin ungenutzt wieder aus.

Nierensteine können entstehen Bisher fehlen deshalb auch einwandfreie wissenschaftliche Studien, die die Wirkung einer hochdosierten Vitamin-C-Therapie bei Infekten klar belegen. Im Gegenteil: Bei hochdosierter Vitamin-C-Gabe besteht ein erhöhtes Risiko zur Nierensteinbildung.

Es gibt deshalb auch nur wenige Situationen, in denen der Bedarf an Vitamin C tatsächlich erhöht ist – so etwa bei manchen Leistungssportlern. Für diese Fälle ist der Arzt des Vertrauens der richtige Ansprechpartner. Ansonsten sollte man tun, was einem der gesunde Menschenverstand rät: Jeden Tag Obst und Gemüse essen! Mit zusätzlichen aber unnötigen Vitamin-C-Präparaten würde man sein Geld für etwas ausgeben, dessen medizinischer Nutzen nicht bewiesen ist.

Vitamin C, Skorbut und die Seefahrer

Die große Bedeutung von Vitaminen für den Menschen bekamen schon die Seefahrer im 16. Jahrhundert zu spüren. Nach langen Reisen über die Weltmeere litt die Besatzung eines Segelschiffes oft an Hautblutungen, Zahnausfall und Infekten, bekannt als Skorbut. Der Grund: Die an Bord übliche Nahrung aus Zwieback, Trockenfleisch und Hülsenfrüchten war zwar nahrhaft, enthielt jedoch kein Vitamin C. Erst als Sauerkraut und Zitrusfrüchte in die Schiffsküchen einzogen, blieben diese Krankheitszeichen aus. Viele Jahre später erkannte man den Zusammenhang: Sauerkraut und Zitrusfrüchte enthalten große Mengen Vitamin C.

Diese Nahrungsmittel enthalten Ihren Tagesbedarf an Vitamin C

1 halber Blumenkohl
1 kleine Schale schwarzer Johannisbeeren
1 mittlere Schale Sauerkraut

1 große Paprikaschote
2 Kiwi-Früchte
2 Zitronen
2 bis 3 Orangen
3 Grapefruits
3 Mandarinen
4 Tomaten
7 Äpfel, Bananen oder Birnen
8 mittelgroße Kartoffeln

Sechs Tipps für mehr Vitamin C auf dem Teller

- Obst und Gemüse täglich frisch einkaufen.
- Obst und Gemüse dunkel, kühl und nicht länger als vier Tage lagern.
- Obst und Gemüse nur ungeschält unter fließendem Wasser säubern.
- Obst und Gemüse erst kurz vor der Zubereitung zerkleinern.
- Kartoffeln ungeschält kochen.
- Kochwasser weiter verwenden, zum Beispiel für eine Suppe.

73. Fett ist ungesund

Nein, sogar das Gegenteil ist richtig: Unser Organismus braucht Fett – unter anderem als Energielieferant und um die fettlöslichen Vitamine aufnehmen zu können. Eine Diät mit möglichst wenig Fett ist deshalb nicht nur abnehmtechnisch Unsinn, sondern auch noch schädlich. Allerdings kommt es natürlich darauf an, wie viel und welches Fett man zu sich nimmt.

Fett besteht chemisch gesehen aus Fettsäuren:

- die einfach ungesättigten Fettsäuren wie in Olivenöl und Rapsöl
- die mehrfach ungesättigten Fettsäuren wie in Makrele und Diätmargarine
- die gesättigten Fettsäuren, die überwiegend in tierischen Lebensmitteln vorkommen wie Butter, Sahne, Fleisch und Wurstwaren sowie Kokos- und Palmfett

Die gesättigten Fettsäuren sind es, die die berüchtigten Ablagerungen in den Blutgefäßen hervorrufen. Berüchtigt, weil genau diese Ablagerungen die Ursache der meisten Herzinfarkte und Schlaganfälle sind. Ungesättigte Fettsäuren können dagegen sogar einen erhöhten Cholesterinspiegel senken. So zum Beispiel die ungesättigten Omega-3-Fettsäuren. Sie verbessern die Fließeigenschaften des Blutes und beugen so den gefährlichen Ablagerungen vor. Bereichern Sie deshalb Ihren Speiseplan regelmäßig mit den ‹Fettfischen› Hering, Makrele oder Lachs. Behalten Sie jedoch dabei Ihre Fettbilanz insgesamt im Auge: 60 bis 70 Gramm dürfen es täglich sein – so viel wie in 6 bis 8 Esslöffeln Öl oder Butter enthalten sind.

Und was ein ‹Zuviel› von Fett betrifft: Leider haben wir keine innere Alarmanlage, die uns vor einer zu üppigen Fettaufnahme warnt. Im Gegenteil: Unser Organismus ist geradezu darauf programmiert, jedes überzählige Gramm Fett für ‹magere Zeiten› zu speichern.

Sie können dieser Programmierung allerdings ein Schnippchen schlagen, indem Sie Ihren Energieverbrauch erhöhen: Gerade bei Ausdauersportarten wie Schwimmen, Radfahren und Jogging greift unser Körper auf Fett als Energiequelle zurück. Achten Sie außerdem schon beim Einkaufen auf ‹Fettnäpfchen›. Von Natur aus fettärmer sind zum Beispiel Putenbrust und Bierschinken. Und Käse, Joghurt und Milch gibt es ja auch in fettarmen Varianten. Konkurrenzlos fettarm sind Obst und Gemüse, Kartoffeln sowie Getreideprodukte.

74. Zahnweiß macht die Zähne weißer

Die Hersteller von Weißmacher-Zahncremes versprechen in der Werbung hellere, schönere Zähne durch ihre Produkte. Nur verschweigen sie dabei gerne, dass die darin enthaltenen ‹Putzkörperchen› am Zahnschmelz wie Schmirgelpapier wirken. Das macht vielleicht gesunde Zähne zunächst weißer – zerstört sie aber auch auf Dauer. Bei angegriffenen Zähnen oder Zahnfleisch sollte man deshalb erst recht die Finger von Weißmacher-Zahncremes lassen.

Obendrein sind die Putzergebnisse mit Weißmacher-Zahncremes kaum besser als mit normalen Zahncremes. Und weißer als von Natur aus werden die Zähne damit sowieso nicht. Das geht nur mit Bleichpaste, die ausschließlich der Zahnarzt auftragen sollte. Die Behandlung kostet aber einiges und greift die Zähne an. Sie ist daher nur in Ausnahmefällen empfehlenswert. Von freiverkäuflichen Bleichsets aus Drogerien und Apotheken ist ganz abzuraten: Die beigefügten Zahnschienen passen fast nie genau, und deshalb besteht die Gefahr, dass das aggressive Bleichmittel mit dem Zahnfleisch in Berührung kommt.

75. Durchfall sollte man immer sofort stoppen

Nein, es gibt grundsätzlich nur zwei Fälle, in denen ein Durchfall gestoppt werden sollte: Der Durchfall stört enorm, und man verliert dadurch sehr viel Flüssigkeit.

Ansonsten ist Durchfall eine Verteidigungsreaktion des Körpers beziehungsweise ein Selbstheilungsversuch, der erstaunlich gut funktioniert. Dabei handelt der Körper nach dem Prinzip: Was mich krank macht, das werde ich so schnell wie möglich wieder los. So entledigt sich der Körper durch den Durchfall der relativ harmlosen aber lästigen Viren, die für Magen-Darm-Infekte verantwortlich sind. Normalerweise dauern Magen-Darm-Infekte deshalb nur wenige Tage.

Der sicherste Weg, den Durchfall schnell zu stoppen, ist übrigens die Einnahme von dem Wirkstoff Loperamid. Allerdings hängt die Ruhe im Darm von der exakten Dosierung dieses rezeptfreien Medikaments ab: Zwei Kapseln sofort, und nach jedem Durchfall eine weitere Kapsel – bis zu sechs Kapseln pro Tag – ist die gängige Dosis.

Bei weiter anhaltendem Durchfall muss vor allem die verlorene Flüssigkeit und das Mineral Kalium (steckt hauptsächlich in Bananen) ersetzt werden. Je nach Lage der Dinge sollte man dann doch einen Arzt zu Rate ziehen.

76. Essig verdünnt das Blut

Nein, auch das ist ein Irrtum. Essig kann zwar so manches verdünnen – Erbsensuppe zum Beispiel –, aber kein Blut! Speise-Essig ist chemisch gesehen zwar sauer, doch selbst bei Aufnahme großer Mengen von Essigsäure (macht rund 5 Prozent des Speise-Essigs aus) über den Darm in das Blut bleibt alles so wie es ist. Die überflüssige Säure scheidet der Körper einfach über die Atmung oder die Nieren und den Urin wieder aus.

77. Verschlucktes Kaugummi verklebt den Magen

Nein, das ist ein Horrormärchen, mit dem manche Eltern ihre kaugummikauenden Kinder erschrecken. Es ist grundsätzlich unbedenklich, einen Kaugummi zu verschlucken.

Das Gummi im Kaugummi besteht aus der so genannten Kaugummibase. Sie wird vor allem aus Kautschuk, Harzen und dem Milchsaft verschiedener Bäume wie zum Beispiel dem Sapotillbaum aus Südamerika hergestellt. Allerdings gibt es mittlerweile auch synthetisch hergestellten Kautschuk. Für den Geschmack kommen Zucker oder Süßstoffe, Maissirup und Aromastoffe wie Pfefferminz oder Fruchtextrakte hinzu. Mit pflanzlichen Ölen wird die Kaugummi-Masse so weich gemacht, dass sie erst hart wird, wenn man den Gummi aus dem Mund nimmt. Klebstoffe, durch die der Kaugummi an der Magenwand festbacken könnte, wird der Masse nicht beigemischt.

Das alles klingt sicher nicht gerade, als würde es aus einem Buch für gesunde Ernährung stammen. Doch weil die Kaugummi-Masse unverdaulich ist, passiert das Gummi problemlos Magen und Darm und findet dann selbst den Ausgang!

78. Wer mit nassen Haaren rausgeht, erkältet sich

Wer im Herbst oder Winter mit nassen Haaren rausgeht, erkältet sich – so lautet zumindest eine alte Gesundheitsweisheit. Doch stimmt das wirklich? Nein, grundsätzlich nicht. Eine Erkältung wird nicht durch Kälte verursacht, sondern durch Viren. Und die lieben es warm – etwa so warm wie in der Nasenschleimhaut. In eisig kalter Luft überleben Erkältungsviren dagegen nicht. In der menschenleeren Antarktis könnte man deshalb auch mit nassen Haaren spazieren gehen, ohne eine Erkältung zu bekommen.

Eine Erkältung hat mit nassen Haaren also zunächst nichts zu tun. Allerdings verdunstet an der frischen Luft die Nässe auf der Kopfhaut und kühlt so den Körper. Friert man dabei stark, ist das Immunsystem schnell überfordert. Hustet einem dann noch eine erkältete Person ins Gesicht, könnte man sich doch noch erkälten.

Auf Kälteeinbrüche reagieren wir empfindlich. Besonders, wenn milde Temperaturen und Kälte sich häufig abwechseln, muss das Immunsystem sich immer wieder in Windeseile umstellen. Durch diese ständige Schwerstarbeit ist es leicht überfordert. Die echte Grippe, aber auch harmlose Erkältungen und Lippenherpes treten deshalb in den kalten Jahreszeiten besonders häufig auf. Tipp: Ziehen Sie sich auch dann warm genug an, wenn es vorübergehend mal ein paar Grad milder ist.

Wetterumschwünge machen Kopfschmerzen. Bei aufziehenden Kaltfronten, Sturm oder Regen sind Kopfschmerzen besonders häufig. Über die genauen Ursachen dieses Phänomens rätseln Wissenschaftler noch. Vermutlich aber spielen die Luftdruckänderungen bei den unterschiedlichen Wetterlagen die entscheidende Rolle. Tipp: Homöopathische Mixturen wie Rhus toxicodendron (Giftsumach) und Hepar sulfuris (Kalkschwefelleber) können in diesen Fällen oft helfen.

Wetterempfindlicher Blutdruck. Schlechtes Wetter dämpft nicht nur die Stimmung, sondern auch das körperliche Befinden. Die Ursache dafür ist ebenfalls ungeklärt, vermutlich spielt jedoch der sinkende Blutdruck durch den fallenden Luftdruck eine Rolle. Eine weitere Erklärung könnten so genannte Spherics sein. Das sind elektromagnetische Wellen, die bei Gewitter entstehen. Sie legen mit Lichtgeschwindigkeit tausende von Kilometern zurück und sollen unsere Gehirnströme beeinflussen können. Tipp: Beschränken Sie Ihre Aktivität an Ihren wetterempfindlichen Tagen auf das Allernötigste.

79. Blaue Flecken sind ein Hinweis auf eine Leukämie

Zugegeben, wenn plötzlich mehrere blaue Flecken auf dem Körper auftauchen, sieht das nach einer ernsten Erkrankung aus. Dennoch sind blaue Flecken nicht gleich ein Hinweis auf eine Blutkrankheit wie Leukämie. Für häufige blaue Flecken gibt es viele harmlose Gründe wie eine besonders helle oder dünne Haut oder ein heftiger Stoß an der Bettkante. An Leukämie denken Ärzte bei blauen Flecken als Letztes.

Harmlose Hautveränderungen wie blaue Flecke werden relativ häufig als Zeichen von Krebs fehlgedeutet. Besonders tückisch ist das ständige Abtasten der Hautmale: Dies kann zu neuen harmlosen Hautveränderungen führen, die die Angst vor einer Krebserkrankung dann zusätzlich schüren.

80. Eine kräftige Morgenerektion zeugt von enormer Potenz

Nein, das ist Unsinn. Die Ursache der Morgenerektion hat nichts mit der Potenz zu tun, sondern mit der Traumphase (REM-Phase) des Schlafes. Während der REM-Phasen beschleunigen sich Puls und die Atmung und der Schlafende träumt sehr intensiv. Dabei kommt es häufig zu Erektionen. Diese Erektionen sind allerdings unabhängig davon, ob der Traum sexuelle Inhalte hat oder nicht.

Alle Männer, selbst Säuglinge oder Greise, können im Schlaf Erektionen bekommen. Pro Nacht sind zwischen einer und fünf Erektionen möglich, und jede davon kann zwischen 15 Minuten und 40 Minuten oder länger andauern.

Die Häufigkeit und die Dauer der REM-Phasen nehmen bis in die Morgenstunden zu, wobei die Tiefschlafphasen kürzer werden. Aus diesem Grund ist beim Aufwachen am Morgen die Wahrscheinlichkeit für eine Erektion höher als beim Aufwachen mitten in der Nacht. Die Morgenerektion ist damit lediglich die letzte Schlaferektion der Nacht.

So entsteht eine Erektion

Erst wecken sexuelle Reize das Lustzentrum im Männerhirn: Durch Nervenbahnen und Hormone wie Testosteron gesteuert, weiten sich die Penis-Arterien und die 10- bis 20-fache Blutmenge strömt in den Penis; gleichzeitig verengen sich die Venen, die zuständig für den Blutrückfluss sind. Die Folge ist ein Blutstau. Drei Schwellkörper, die den größten Teil des Penis ausmachen, nehmen dieses Blut auf. Der Penis versteift sich und reckt sich dadurch in die Höhe.

81. Sportsalben helfen bei Verletzungen

Wer in der Apotheke nach einer ‹Sportsalbe› fragt, kann zwischen zahlreichen verschiedenen Produkten wählen. Die Chance, eine Arznei zu bekommen, die medizinisch Sinn macht, liegt allerdings fast bei null. Bei vielen handelsüblichen Sportsalben verspricht die Verpackung, was der Inhalt nicht halten kann. Denn die Wirkstoffe erreichen die verletzte Region meistens nicht.

Glaube heilt Verletzungen So enthält fast jede Sportsalbe zwar einen Wirkstoff, der Entzündungen hemmt. Doch der gelangt nur in die oberflächlichen Hautschichten und wird von dort über die Lymph- und Blutgefäße gleich wieder abtransportiert. Es gibt kaum eine Sportsalbe, die den wissenschaftlichen Beweis ihrer

Wirksamkeit erbracht hat. Wenn Ärzte trotzdem immer wieder gerne dazu raten, dann oft nur, weil nach einer Verletzung eine Sportsalbe einfach gut tut. Glaube versetzt oft Berge, auch in der Medizin.

Ob Fuß umgeknickt, Oberschenkel geprellt oder Wade gezerrt, die Abläufe bei einer Verletzung sind stets gleich: Gewebe wird zerstört, Abwehr- und Reparaturzellen strömen mit dem Blut in das verletzte Gebiet, eine Schwellung baut sich auf. Die Heilung beginnt nach zwei Tagen, dann werden zerstörte Zellen und verbrauchtes Reparaturmaterial wieder abtransportiert.

Sportsalben sollen nun wahlweise die Entzündung hemmen, Schmerzen nehmen oder die Schwellung bekämpfen. Direkt nach einer Verletzung ist allerdings Kühlung sehr wichtig, damit nicht unverhältnismäßig viel Flüssigkeit aus den verletzten Blut- und Lymphgefäßen strömt und die Schwellung vergrößert. Kältepacks oder Eiswasser und Schwamm sind für diesen Zweck gut geeignet. Bei Schmerzen sind entsprechende Medikamente zum Einnehmen allemal sinnvoller als Salben.

Sportsalben können Schwellungen vergrößern Falsch wäre es dagegen, zu diesem Zeitpunkt bereits Sportsalben einzusetzen, die die Durchblutung fördern. Sie würden nur die Schwellung vergrößern und so die Heilung verzögern. Eine durchblutungsfördernde Sportsalbe macht erst mit Beginn der Heilungsphase wirklich Sinn. Dann hat der Körper die verletzten Gefäße repariert, es kann keine Flüssigkeit mehr ausströmen und die Schwellung wird nicht ausgedehnt. Deshalb müssten Sportsalben eigentlich nur einen durchblutungsfördernden Stoff und die richtige Anwendungsempfehlung in der Packungsbeilage enthalten.

Dass viele Produkte stattdessen gleich mehrere Stoffe enthalten, macht allerdings betriebswirtschaftlich Sinn. Aufgebläht wird der ‹Sportsalben-Markt› vor allem dadurch, dass gleiche Wirkstoffe von verschiedenen Herstellern angeboten werden. Das ist so simpel wie profitabel: Jede neue Stoffkombination ergibt eine neue Salbe. Sinnvoll sind die Stoffkombinationen aber nur, wenn sich die Stoffe ergänzen. Werden zum Beispiel 14 verschiedene pflanzliche Mitteln in einer Tube verwendet, ist der medizinische Sinn dahinter kaum nachvollziehbar.

Manche Kombinationen können sogar gefährlich sein. So dienen einige Stoffe als ‹Schuhanzieher› für andere, weil sie die Haut so durchlässig machen, als würde man beispielsweise eine Injektion geben. Damit können für eine Weile aber auch alle möglichen anderen Stoffe in den Kreislauf gelangen. Zudem steigt mit jedem zusätzlichen Wirkstoff das Risiko von Nebenwirkungen.

82. Magengeschwüre entstehen durch Stress

Nein, das stimmt so nicht. Magengeschwüre werden durch Bakterien verursacht, die den Namen ‹Helicobacter pylori› tragen. Herausgefunden haben das Mitte der 80er Jahre australische Wissenschaftler durch einen Selbstversuch. Nachdem sie eine Lösung mit Helicobacter pylori getrunken hatten, entzündeten sich in ihren zuvor gesunden Mägen nach wenigen Tagen als Vorläufer eines Geschwürs die Schleimhäute. Nachdem die Wissenschaftler gegen Helicobacter pylori wirksame Antibiotika eingenommen hatten, verschwanden die Symptome wieder. Damit war klar, dass Helicobacter pylori Magengeschwüre verursacht und nicht, wie zuvor stets angenommen, ausschließlich Stress. Auch Zwölffingerdarmgeschwüre werden durch diese Bakterien ausgelöst.

Nicht alle Infizierten bekommen Magengeschwüre Neun von zehn Menschen kommen im Laufe ihres Lebens mit Helicobacter pylori in Berührung. Zum Beispiel über Kotspuren im Badewasser, durch verseuchte Lebensmittel oder durch Küsse. Auch Katzen und Hunde können Helicobacter pylori auf Menschen übertragen. Allerdings bekommt nur ein geringer Teil der Infizierten tatsächlich Magengeschwüre. Stress könnte unter diesen Bedingungen die Entstehung des Magengeschwürs immerhin vorantreiben.

Wie lässt sich Helicobacter pylori im Magen feststellen?

Mit einem kurzen Test beim Arzt oder einem Selbsttest aus der Apotheke lässt sich feststellen, ob der Magen mit dem Bakterium Helicobacter pylori besiedelt ist. Bei dem Test muss lediglich kurz in ein Mundstück geatmet werden. Der Preis für den Test in der Apotheke beträgt rund 20 Euro. Bei konkretem Verdacht auf ein Magengeschwür zahlen die Krankenkassen für die Untersuchung, den Test sowie die Behandlung beim Arzt – nicht aber für den Apothekentest. Ist der Test beim Arzt positiv, muss möglicherweise im Rahmen einer Magenspiegelung eine Gewebeprobe aus dem Magen entnommen werden.

83. Mit rasierten Achseln schwitzt man weniger

Nein, es ist ganz egal ob man in den Achselhöhlen glatt rasiert oder behaart ist, die Schweißproduktion bleibt stets gleich stark oder schwach. Der Grund: Es werden durch die Rasur ja nur die Haare und nicht die Schweißdrüsen entfernt.

Wer stark unter den Achseln schwitzt und unter dem Schweißgeruch leidet, dem kann eine Rasur der Achselhaare allerdings trotzdem helfen. Die Haare bieten Hautbakterien ideale Lebensbedingungen. Nach der Rasur nimmt deshalb auch der Schweißgeruch ab. Allerdings kann es zu Hautreizungen, Pickeln und Abszessen kommen.

Das hilft bei starker Schweißbildung

Luft an die Haut lassen: Enge Kleidung aus Kunststoff gibt den Schweiß nicht nach außen ab – starkes Schwitzen ist die Folge. Ideal ist luftdurchlässige Kleidung aus Naturfasern wie Baumwolle, Leinen oder Leder. Spezielle ‹Anti-Smell-Kleidung› gibt es im Bekleidungsfachhandel. Die Textilien sind mit speziellen Zuckerverbindungen präpariert. Der Zucker im Stoff nimmt die Geruchsmoleküle auf und gibt sie erst bei der nächsten Wäsche wieder ab.

Lauwarm duschen: Zu heißes Duschen oder Baden fördert dagegen die Schweißbildung.

Spezial-Deo verwenden: Präparate mit hochkonzentrierten Aluminiumsalzen werden auf die trockene Haut aufgetragen und verschließen die Ausgänge der Schweißdrüsenausgänge. Der Schweißfluss wird so reguliert. Allerdings können durch das Spezial-Deo Hautreizungen wie Rötungen und Juckreiz verursacht werden.

Sauna besuchen: Durch regelmäßige Saunagänge wird das Kühlsystem des Körpers trainiert und die Schweißbildung dadurch reguliert. Wichtig ist es, den Flüssigkeits- und Salzverlust nach der Sauna mit Wasser oder Apfelschorle wieder auszugleichen.

Salbei und Co.: Verschiedene Heilkräuter können die Schweißdrüsen so zusammenziehen, dass sie weniger Schweiß absondern. Eines der bekanntesten ist Salbei. Salbei gibt es als ätherisches Öl, Kapselpräparat oder Tee. Auch für die äußerliche Anwendung geeignet sind Deos mit ätherischen Ölen, zum Beispiel von dem australischen Teebaum oder der Pfefferminze.

Baden mit Gerbstoffen: Gut für übermäßiges Schwitzen an Händen und Füßen geeignet. Entsprechende Präparate gibt es in der Apotheke.

Richtig ernähren: Meiden Sie heißen Kaffee und Tee, alkoholische Getränke, kalorienreiche Kost sowie scharfe Gewürze wie Pfeffer und Chili, da sie allesamt schweißtreibend sind. Unproblematisch sind dagegen leicht verträgliche Lebensmittel wie Joghurt, Obst und Rohkost.

Schweißdrüsen absaugen lassen: Der Eingriff erfolgt ähnlich einer Fettabsaugung, pro Seite bleiben drei punktförmige Narben zurück. Die ambulante Operation beim Hautarzt dauert etwa eine Stunde und findet unter örtlicher Betäubung statt. Das Schwitzen unter den Achseln hört meist sofort nach dem Eingriff auf. Die Schweißdrüsen können nicht nachwachsen, und auch andere Stellen schwitzen durch den Eingriff nicht stärker. Die Kosten für die Operation, etwa 1500 Euro, werden in der Regel nicht von der Krankenkasse übernommen.

84. Leichte Schläge auf den Hinterkopf erhöhen das Denkvermögen

Nein, das Gegenteil ist der Fall. Bei einigen Fußballspielern konnte nachgewiesen werden, dass das Köpfen des Balls die geistige Leistungsfähigkeit für eine kurze Zeit herabsetzt. Kopfbälle wirken wie eine leichte Gehirnerschütterung. Schläge, ganz gleich, welchen Teil des Kopfes sie treffen, haben eine ähnliche Wirkung.

Auch von Boxern ist bekannt, dass Schläge gegen den Kopf zu einer Gehirnerschütterung mit Übelkeit, Schwindel und Erbrechen führen können. Die gefürchteten Gehirnblutungen dagegen sind selten. Boxer werden regelmäßig daraufhin untersucht, ob sie im Gehirn kleine Gefäßaussackungen, so genannte Aneurysmen haben, die bei einem Kopftreffer platzen könnten. Einmal pro Jahr und zusätzlich vor Titelkämpfen müssen Profi-Boxer deshalb per Computertomografie ihres Schädels nachweisen, das sie diesbezüglich gesund sind. Kommt es zu einem Niederschlag mit Gehirnerschütterung, verordnen Ringärzte eine Box-Sperre. Das bedeutet mindestens sechs Wochen Kampfpause.

Zu den Spätschäden bei Boxern gehört die Parkinson'sche Krankheit. Zwar ist nicht jeder Boxer von dieser ‹Schüttellähmung› bedroht. Wer allerdings einen bestimmten Typ des Eiweißes Apolipoprotein E im Blut trägt, hat auch ein 200 Mal höheres Risiko, an Parkinson zu erkranken. Der an Parkinson erkrankte Muhammad Ali hat dieses Apolipoprotein E im Blut.

85. Pizza ist ungesund

Nein, das stimmt grundsätzlich nicht. Pizza, in Maßen verspeist, kann sogar der Gesundheit dienlich sein, denn eine frische Pizza liefert viele hochwertige Nährstoffe. Eine Pizza mit einem dünnen Boden, frischer Tomatensoße, etwas Olivenöl und frischen Kräutern ist ernährungsphysiologisch gesehen eine ausgewogene Mahlzeit. Der Pflanzenfarbstoff Lycopin in der Tomatensoße fängt schädliche freie Radikale im Körper ab und wirkt sich daher positiv auf Herz-Kreislauf-Erkrankungen aus.

Natürlich kommt es bei alledem auf den Belag der Pizza und ihre Größe an. Ein dicker Boden aus Hefeteig hat relativ viele Kalorien. Besser wäre da ein Teig mit Vollkornmehl, der viele ‹langfristige› Kohlenhydrate und Ballaststoffe enthält und deshalb auch länger satt macht. Salami, Käse, Schinken und Co. mögen lecker sein, doch je mehr davon auf der Pizza liegen, desto kalorienreicher ist sie natürlich. Ein guter Kompromiss könnte zum Beispiel eine Pizza mit etwas Käse, gekochtem Schinken und Gemüse wie Mais oder Artischocken sein.

86. Sport stärkt das Immunsystem

Das klingt auf den ersten Blick logisch: Sport ist gut für den Körper, und deshalb muss er natürlich auch das Immunsystem stärken. Richtig ist allerdings: Sport stärkt nicht automatisch und nicht immer das Immunsystem. Es kommt immer auf die Intensität an. Die Gleichung ‹je mehr Sport, desto kräftiger das Immunsystem› gilt nicht.

Studien haben gezeigt, dass moderater Ausdauersport wie regelmäßiges Laufen oder Walken die Konzentration und die ‹Qualität› der Abwehrzellen im Körper ansteigen lässt. Und das wirkt sich positiv auf die Verteidigungsfähigkeit des Körpers gegenüber Krankheitskeimen und Krebszellen aus. Viele Ausdauersportler sind deshalb auch in den kalten Jahreszeiten selten erkältet.

Eine höhere körperliche Belastung, wie sie zum Beispiel Leistungssportler haben, steigert die Kraft des Immunsystems dagegen allenfalls kurzfristig. Mit zunehmender Erholung wird das Immunsystem wieder schwächer und der Organismus dadurch besonders anfällig für Infekte.

Erholungsphasen einplanen Für Freizeitsportler bedeutet das grundsätzlich: Planen Sie beim Sport genug Zeit für die Erholung Ihres Körpers ein. Bei Ausdauersportarten wie Laufen, Walken, Schwimmen oder Radfahren sollten Sie nach jedem Training 24 bis 36 Stunden keinen Sport machen. Bei koordinativ anspruchsvollen Sportarten wie Tennis, Squash oder Alpin-Skifahren sowie bei einem ausgiebigen Krafttraining sollten es sogar 3 bis 4 Tage sein.

87. Wer einen Airbag hat, muss sich nicht anschnallen

Nein, das Gegenteil ist der Fall. Wer einen Airbag hat, darf auf den Gurt nicht verzichten. Bei höheren Geschwindigkeiten besteht nur mit Airbag und Gurt eine Chance, unverletzt zu bleiben. Außerdem kann bei einem Unfall die nicht angeschnallte Person gegen den auslösenden Airbag katapultiert werden und lebensgefährliche Verletzungen an Kopf und Halswirbelsäule erleiden.

Nur Gurt und Airbag zusammen sind bei Autounfällen die Lebensretter Nummer eins – vorausgesetzt, sie werden richtig genutzt. Wer im Auto mehr liegt als sitzt, kann bei einem Crash unter den Gurt rutschen. Nicht immer harmlos sind auch Rippenbrüche und Brustverletzungen, die Handy, Kugelschreiber oder ein Feuerzeug in der Hemdtasche hervorrufen, wenn sie bei einem Unfall direkt unter dem Gurt liegen.

Keine dicke Kleidung tragen Da es unangeschnallt schon bei Frontalkollision im unteren Geschwindigkeitsbereich zu erheblichen Verletzungen kommen kann, sollte man den Gurt anlegen, wann immer das Fahrzeug bewegt wird. Seine optimale Position verläuft dabei über die Schultermitte zum Seitenholm; die Rückenlehne des Sitzes muss nahezu senkrecht stehen. Damit bei einem Unfall die Rückhaltewirkung des Gurtes möglichst früh einsetzen kann, sollte er außerdem eng am Körper liegen. Auf dicke Kleidung sollte man deshalb beim Autofahren auch als Mitfahrer verzichten.

Dass ein Airbag bei einem Unfall nicht ausgelöst wird, ist die Ausnahme. Viel häufiger kommt es aufgrund einer falschen Sitzposition zu Verletzungen im Zusammenhang mit dem Airbag. Beifahrer, die zur Entspannung ihre Füße auf das Armaturenbrett legen, sind dabei besonders gefährdet. Der auslösende Airbag kann zu schwersten Verletzungen in Fuß-, Knie- und Hüftgelenken führen.

88. Wasser auf Kirschen macht Bauchschmerzen

Nein, man kann Kirschen essen und danach Wasser trinken – mit Bauchschmerzen muss man bei dieser Kombination heute nicht mehr rechnen. Früher war das mal anders.

Dass Wasser auf Kirschen Bauchschmerzen, Blähungen und Durchfall verursacht, stammt aus einer Zeit, in der Trinkwasser oft noch Keime enthielt, die das Obst im Magen zum Gären brachten. So ist es besonders während und noch einige Jahre nach dem 2. Weltkrieg öfter vorgekommen, dass Kirschen aus dem Garten gegessen und danach der Durst mit Wasser eines einfachen Brunnens gelöscht wurden.

Ab etwa einem Pfund Kirschen aufwärts könnte die Kombination mit reichlich Wasser allerdings doch zu Bauschschmerzen führen. Auf der Schale der Kirschen befinden sich oft Hefezellen, die normalerweise von der Magensäure vernichtet werden. Durch das Wasser wird die Magensäure aber verdünnt. Die Hefe auf den Kirschen lässt es dann im Magen gären – was schließlich Bauchschmerzen bereiten kann.

Erste Hilfe bei Bauchschmerzen

Wenn es im Bauch einmal kneifen sollte, kann es dafür viele Gründe geben. Die häufigsten Auslöser für Bauchweh sind Nahrungsmittel, die zu lange in der warmen Wohnung herumstanden, obwohl sie eigentlich im Kühlschrank gelagert werden müssten.

Besonders in Wurst, Käse und Eierspeisen siedeln sich bei Wärme rasch Bakterien an, die sich schnell vermehren. Diese Keime sind zwar harmlos, können aber neben heftigem Durchfall auch schmerzhafte Blähungen im Darm auslösen. Auch kalte Getränke und Eis gehören zu den klassischen Verursachern von Bauchweh, denn eine kältegeschockte Magenschleimhaut produziert übermäßig viel überflüssige Magensäure – als Folge davon entstehen dann ebenfalls Blähungen. Zum Glück lässt sich diese Art Bauchweh aber mit einfachen Mitteln erfolgreich behandeln.

Zunächst sollten Sie Ihre Ernährung für kurze Zeit auf eine Diät umstellen, um Ihren Magen zu beruhigen. Kamillen- oder Fencheltee mit Traubenzucker und einer Prise Salz sind dafür ideal. Auch Haferschleim ist erlaubt, allerdings sollten Sie wenig Milch verwenden, dafür aber etwas Traubenzucker, Salz, Zwieback und Toast oder Knäckebrot hinzufügen. Als Nachtisch wären zerdrückte Bananen eine gute Idee. Oft ist dann nach einem Tag schon alles wieder in Ordnung. Bei Sodbrennen sollten Sie übrigens keinen Pfefferminztee trinken, da Minze die Muskulatur des Mageneingangs erschlaffen lässt und so den Rückfluss von Magensäure in die Speiseröhre und damit Sodbrennen noch begünstigt.

Gegen die Schmerzen selbst helfen feuchtwarme Umschläge, auf die Sie eine Wärmflasche legen. Auch Extrakte aus Wermut, Enzian, Angelikawurzel oder der bitteren Schleifenblume können Bauchweh lindern. Diese so genannten Phytotherapeutika gibt es in jeder Apotheke.

Sind die Beschwerden abgeklungen, sollten Sie aber nicht wie gewohnt mit dem Essen loslegen, sondern Ihre Ernährung langsam aufbauen, zum Beispiel mit Zwieback, Haferschleim, Pellkartoffeln. Halten die Bauchschmerzen länger an und tritt blutiger oder schleimiger Durchfall und Fieber auf, sollten Sie ohne zu zögern noch am selben Tag einen Arzt aufsuchen.

89. Ein Sonnenbrand verwandelt sich in Bräune

Nein, dass ist Unsinn. Ein Sonnenbrand ist eine Verbrennung 1. oder 2. Grades und sicher keine Vorstufe des Braunwerdens. Ein Sonnenbrand an sich führt bereits zu einer Schädigung der

Haut, außerdem zu Rötungen und später zur Abschuppung der Haut. Das Risiko, irgendwann Hautkrebs zu bekommen, steigt deshalb grundsätzlich mit jedem Sonnenbrand ein bisschen mehr. Zudem altert die Haut umso schneller, je häufiger sie einen Sonnenbrand zu verkraften hatte.

So beugen Sie einem Sonnenbrand vor

Vor allem in den ersten Urlaubstagen geht es darum, einen Mittelweg zwischen Sonnenbaden und Sonnenbrand zu finden. Am leichtesten gelingt Ihnen das, wenn Sie diese Tipps beherzigen:

- Gewöhnen Sie Ihre Haut jedes Jahr schon im Frühling langsam an die kräftige Sommersonne.
- Meiden Sie die starke Mittagssonne.
- Nehmen Sie zu Urlaubsbeginn eine Schutzcreme mit einem besonders hohen Lichtschutzfaktor, also etwa der Stärke 30.
- Tragen Sie die Sonnencreme stets eine halbe Stunde vor dem Sonnenbaden auf.
- Übertreiben Sie das Sonnenbaden auch mit Sonnenschutzcreme nicht. Ihre Eigenschutzzeit können Sie nur einmal um den Lichtschutzfaktor erhöhen, egal, wie oft sie sich damit eincremen.
- Durch Reflektionen bekommen Sie auch im Schatten UV-Strahlung ab und sollten sich deshalb auch dort schützen.
- Eine Ernährung reich an Betakarotin – enthalten zum Beispiel in Möhren und in Roter Beete – kann die Neigung der Haut zu einem Sonnenbrand unter Umständen etwas verringern.
- Vorsicht: Medikamente wie Johanniskraut, Antibiotika oder ätherische Öle können die Lichtempfindlichkeit erhöhen und einen Sonnenbrand begünstigen.

Das hilft bei einem Sonnenbrand

- Kühlen Sie Ihre verletzte Haut mit feuchten Umschlägen und trinken Sie viel Wasser.
- Tragen Sie zur Linderung ein antiallergisches, kühlendes Gel auf.
- Probieren Sie einen Wickel mit schwarzem Tee, Quark oder Eichenrinde aus, um die Schwellung der verletzten Haut zu verringern.
- Acetylsalicylsäure (ASS) oder Paracetamol lindern die Schmerzen. Beide Wirkstoffe erhalten Sie rezeptfrei in jeder Apotheke.
- Gehen Sie bei stärkeren Verbrennungen mit Blasenbildung, Kopfschmerzen, Fieber, Schüttelfrost oder Kreislaufkollaps auf jeden Fall zum Arzt!
- Und: Gehen Sie konsequent aus der Sonne und bleiben Sie im Vollschatten, bis der Sonnenbrand vollständig verheilt ist.

90. Wer eine dunkle Haut hat, braucht keine Sonnenschutzcreme

Nein, auch dunkelhäutige Menschen brauchen eine Sonnenschutzcreme, um in der Sonne keinen Sonnenbrand zu bekommen. Hellhäutige haben zwar wesentlich weniger von dem schützenden Pigment Melanin in ihrer Haut und sind deshalb wesentlich empfindlicher gegenüber UV-Strahlungen. Doch Menschen mit reichlich Melanin in der Haut und dunklerem Teint können von den Auswirkungen der UV-Strahlungen ebenso betroffen sein. Auch für sie gilt deshalb: Vor dem Sonnenbaden mit einer Sonnenschutzcreme eincremen.

91. Bin ich krank, muss der Arzt mich krankschreiben

Nein, das muss er nicht! Jeder Arzt in Deutschland muss sich bei der Ausübung seiner Tätigkeit an das ärztliche Berufsrecht halten. Und das verpflichtet ihn, seine ärztlichen Maßnahmen auf Grund begründeter Einschätzungen und Fakten zu treffen. Eine Krankschreibung, auch Arbeitsunfähigkeitsbescheinigung genannt, ist eine solche ärztliche Maßnahme.

So kann es durchaus sein, dass ein Arzt zu dem Schluss kommt, ein Patient sei zwar krank, aber deswegen nicht gleich unfähig in seiner aktuellen Position zu arbeiten. In solchen Fällen muss er die Arbeitsunfähigkeitsbescheinigung aus rechtlichen Gründen verweigern.

Schreibt ein Arzt seinen Patienten dennoch ohne nachvollziehbaren Grund krank, können ihn der Arbeitgeber und die Krankenversicherung des Patienten auf Schadensersatz verklagen. Außerdem drohen dem Arzt wegen seines unärztlichen Verhaltens Probleme mit der Ärztekammer.

92. Wer schnell schwitzt, hat keine Kondition

Nein, das stimmt so pauschal nicht! Der Körper schwitzt, um auf der Haut mit Hilfe der Luftbewegungen Verdunstungskälte hervorzurufen und so seine erhöhte Temperatur zu senken – die ideale wartungsfreie körpereigene Klimaanlage. Ob man schneller oder langsamer ins Schwitzen kommt, ist aber zum größten Teil Veranlagung. Manche Spitzensportler sind auch nach reichlich Anstrengung oder 15 Minuten in der Sauna noch trocken, während andere schon nach ein paar Minuten völlig nass geschwitzt sind.

93. Problemzonen lassen sich gezielt wegtrainieren

Zwar wird das von manchen Fitness-Trainern gerne behauptet, doch aus medizinischen Gründen ist es nicht möglich, durch bestimmte Übungen Fett nur an bestimmten Körperstellen abzubauen. Der Grund: Der Körper baut seine Fettreserven stets gleichmäßig ab. Werden einzelne Körperregionen stärker trainiert als andere, werden diese aber muskulöser und sehen dadurch straffer und schlanker aus.

So baut der Körper durch Sport Fett ab

Aus Fettpolstern kann der Körper Energie gewinnen. Ob er beim Sport mehr Kohlenhydrate oder mehr Fette verbraucht, ist aber eine Frage von Trainingszustand, Trainingsdauer und Intensität der Belastung. Untrainierte zehren ihre Vorräte an Kohlenhydraten dabei schneller auf als Trainierte. Ausdauersportarten wie Joggen, Radfahren und Schwimmen fördern dagegen die Fähigkeit des Körpers, Fett in Energie zu verwandeln. Dabei gilt der Grundsatz: Langsame und lang anhaltende Belastungen verbrauchen mehr Fett als schnelle und kurze. So erklärt sich, dass die Pölsterchen nur mit regelmäßigem Ausdauertraining langsam verschwinden. Als grobe Richtschnur gilt: Eine Stunde zügiges Joggen verbrennt etwa 100 Gramm Fett.

94. Im Alter verschwindet der Heuschnupfen

Nein, das wird zwar oft behauptet, doch leider gibt es zahlreiche Beispiele, bei denen der Heuschnupfen in der Jugend begann und im Alter von 70 Jahren immer noch nicht verschwunden war. Es existieren auch Fälle, bei denen Heuschnupfen im Alter von 70 Jahren erstmals aufgetreten ist.

Die beste Strategie gegen Heuschnupfen

Bei einer Allergie greift das Immunsystem Stoffe an, die eigentlich völlig harmlos sind. Beim Heuschnupfen sind das die Pollen von Bäumen und Gräsern. Die typischen Beschwerden wie juckende Augen und eine dauernd laufende Nase werden durch die chemischen Botenstoffe verursacht, die beim Pollenkontakt vom Immunsystem freigesetzt werden. Warum sich unser Immunsystem mitunter derart verwirren lässt, ist unklar. Vermutlich aber spielen Vererbung und Umweltgifte eine Rolle dabei.

Unternehmen Sie etwas gegen Ihren Heuschnupfen!

Gegen Heuschnupfen gibt es natürlich Medikamente. Es lohnt sich allerdings, die folgenden Tricks auszuprobieren, um die Pollenbelastung in Ihrer Umgebung zu senken:

- Sperren Sie die Pollen aus! Halten Sie die Fenster morgens, tagsüber und abends geschlossen. Oder installieren Sie Pollenschutzgitter aus dem Baumarkt vor Ihren Fenstern.
- Lüften Sie Ihr Schlafzimmer vor dem Zubettgehen und halten Sie dann die Fenster über Nacht geschlossen. Schon ab 4 Uhr morgens fliegen die Pollen wieder in größeren Mengen.
- Saugen Sie täglich Staub und wischen Sie feucht. So entfernen Sie die Pollen von Ihren Teppichen, Gardinen und Möbeln.
- Spülen Sie abends Ihre Haare mit Wasser aus. Damit entfernen Sie die Pollen, die sich tagsüber in Ihren Haaren festgesetzt haben.

– Entkleiden Sie sich abends vor dem Zubettgehen außerhalb Ihres Schlafzimmers. Was sich an Pollen in Ihrer Kleidung befindet, bleibt damit draußen.

Sind diese Tricks nicht ausreichend, um Ihre Beschwerden zu lindern, sollten Sie unbedingt zum Arzt gehen. Denn unbehandelt kann Heuschnupfen von der Nase in die Bronchien ‹absteigen› und dort allergisches Asthma verursachen. Ärzte nennen dieses Phänomen ‹Etagenwechsel›.

Um festzustellen, ob es sich bei Ihren Beschwerden tatsächlich um Heuschnupfen handelt, kann der Arzt unterschiedliche Untersuchungen durchführen. Beim Prick-Test zum Beispiel ritzt er am Unterarm kleinste Tropfen verschiedener Pollen nebeneinander in die Haut. An der Reaktion der Haut kann abgelesen werden, gegen welche Pollen Sie allergisch sind. Beim so genannten nasalen Provokationstest sprüht der Arzt Pollenlösung auf Ihre Nasenschleimhaut. Haben Sie danach Schnupfen und müssen Niesen, steht fest, dass es die gerade getesteten Pollen sind, die Ihren Heuschnupfen verursachen.

Behandlungsmöglichkeiten

Ein Medikament, das Heuschnupfen für immer heilt, gibt es derzeit noch nicht. Mit Medikamenten lassen sich die Beschwerden aber lindern oder sogar ganz beseitigen. Folgende Medikamente können hierbei helfen:

Entzündungshemmende Nasensprays: Sie beseitigen die Heuschnupfenentzündung in der Nasenschleimhaut. Die Therapie sollte kurz vor der Pollensaison begonnen und dann auch während der Saison konsequent durchgeführt werden.

Antihistaminika: Sie verringern die Wirkung des chemischen Botenstoffs Histamin auf die Nasenschleimhaut. Mit der Einnahme der Antihistaminika sollte ebenfalls schon kurz vor Pollensaison begonnen werden.

Abschwellende Nasensprays: Sie lindern die Beschwerden nur für kurze Zeit. Ihr klarer Nachteil: Es muss öfter ‹nachgesprüht› werden. Auf diese Weise kann ein schwer zu behandelnder ‹Medikamentenschnupfen› ausgelöst werden.

Hyposensibilisierung: Bei dieser Therapie wird der Körper nach und nach an steigende Pollenkonzentrationen gewöhnt. Die Patienten bekommen vom Arzt Injektionen mit Pollenlösung unter die Oberarmhaut. Im Rhythmus einer Woche wird die Konzentration der Pollen in der Lösung so lange erhöht, bis sie der Pollenbelastung während der Heuschnupfensaison entspricht. Idealerweise beginnt die Hyposensibilisierung im Herbst, der Heuschnupfen fällt in der nächsten Saison dann meist bereits schwächer aus oder ist ganz verschwunden.

95. Libellenstiche sind besonders gefährlich

Nein, Libellen sind völlig harmlos. Sie können mangels Stachel nicht stechen! Allenfalls können sie bei direktem Hautkontakt mit ihren Mundwerkzeugen etwas zwicken, vergleichbar dem Pieksen einer Stecknadel. Libellen verspeisen gerne Mücken und Fliegen, sind also recht menschenfreundlich!

Libellen können über 8 cm lang werden und eine Flügelspannweite von mehr als 10 cm entwickeln. Im Gegensatz zu Bienen und Mücken haben sie eine sehr geringe Flügelschlagfrequenz. Eine Libelle ist deshalb ‹plötzlich da› und kommt nicht auffällig hörbar angesummt. Das mag eine Erklärung dafür sein, warum viele Menschen Angst vor Libellen haben.

Kleiner Stachelguide

Stechmücken tun nicht weh, weil ihr Stechrüssel sehr fein ist. Der Juckreiz entsteht durch den Mückenspeichel. Dagegen hilft Einreiben der Haut mit Eiswürfeln, Teebaumöl oder Mückenstichsalben. Nicht kratzen, sonst entzündet sich ‹der Stich›.

Wenn **Bienen** oder **Wespen** stechen, rötet sich die Einstichstelle und schwillt an. Ursache dafür ist das Gift aus dem Stachel. Entfernen Sie den Stachel per Pinzette so schnell wie möglich, damit nicht noch mehr Gift in den Körper gelangt. In Apotheken gibt es spezielle Saugstempel, mit denen Sie das Gift aus dem Gewebe saugen können. Bei einem Stich in Mund oder Rachen sollten Sie sofort einen Eiswürfel lutschen und dann schnellstens zum Arzt gehen. Gegen den Juckreiz helfen wieder Eiswürfel oder kühlende Gels. Das Einreiben mit Zitronen- oder Zwiebelscheiben kann die Entzündung der Einstichstelle verhindern.

Hummeln stechen meist nur, wenn man sie bedrängt. Ihr Gift ähnelt dem von Wespen und Bienen. Ein Hummelstich ist allerdings weniger schlimm, da der gifthaltige Stachel nach dem Stich nicht im Körper des Opfers stecken bleibt.

Hornissen sind ebenfalls friedliche Tiere. Wenn sie nicht ihr Nest verteidigen müssen oder eingeklemmt werden, stechen sie so gut wie nie. Zudem interessieren sich Hornissen nicht für Süßes, was die Gefahr eines Stichs im Sommer sehr verringert. Und selbst wenn: Ein Hornissenstich ist nicht gefährlicher als der Stich einer Biene, Wespe oder Hummel.

Vorsicht bei Insektengiftallergie!

Manche Menschen zeigen nach dem Stich einer Biene, Wespe, Hummel oder Hornisse heftige allergische Reaktionen. Von einer großflächigen Hautrötung der Haut über Fieber, Kreislaufproblemen bis zur Atemnot ist alles möglich. Hier kann sofortige ärztliche Hilfe lebensrettend sein! Vielen Insektengiftallergikern kann zwar langfristig mit einer Desensibilisierung geholfen werden. Doch Betroffene sollten für diesen Fall immer ein Notfallset (verschreibt der Arzt) dabei haben.

So beugen Sie Stichen von Bienen, Wespen und Co. vor!

- Trinken Sie nicht aus undurchsichtigen offenen Behältern.
- Lassen Sie keine Fleischreste oder Süßigkeiten im Freien liegen.
- Halten Sie Abfalltonnen geschlossen.
- Schlagen Sie nicht um sich, denn viele Insekten stechen nur in Bedrängnis.
- Duschen Sie nach dem Sport, da Schweiß Insekten anlockt.
- Laufen Sie nicht barfuß auf Wiesen!
- Verwenden Sie duftstoffarme Deos, Rasierwasser und Sonnenschutzmittel – Gerüche sind Lockmittel für Insekten.
- Schließen Sie in Sommernächten Ihre Fenster oder bringen Sie Insektengitter an.

96. Wer viel wiegt, hat ‹schwere Knochen›

Nein, diese Aussage stimmt so nicht. Generell gilt zwar, je größer der Mensch ist, desto stärker und schwerer sind auch seine Knochen. Bei einem schlanken Menschen machen sie aber nur rund 15 bis 21 Prozent des Körpergewichts aus. Wer 10 oder 20 Kilo mehr auf der Waage hat, kann sie also nicht mit seinem ‹starken› Knochenbau entschuldigen.

Mit der richtigen Ernährung stärken Sie Ihre Knochen

Das für die Ernährung wichtigste Mineral im Knochen ist Kalzium. Ohne ausreichend Kalzium steigt die Gefahr an Osteoporose zu erkranken, da der Knochen dadurch Substanz und damit Festigkeit verliert. Rund 1000 mg Kalzium braucht der Körper pro Tag. Diese Tipps helfen Ihnen, Ihren Kalziumhaushalt zu optimieren:

- Mit einem Liter Milch pro Tag erhält Ihr Körper rund 1200 mg Kalzium. Essen Sie außerdem viel Käse, Molke, Joghurt, Grünkohl, Porree oder Sesam, denn auch diese Nahrungsmittel enthalten sehr viel Kalzium.
- Säuren fördern die Aufnahme von Kalzium aus Ihrem Darm ins Blut. Es kann deshalb sinnvoll sein, zu kalziumreicher Kost ein Glas Orangensaft oder Sauermilch zu trinken.
- Auch mit Blumenkohl, Rosenkohl und Brokkoli liegen Sie richtig, denn diese Gemüse enthalten viel Vitamin K, das die Ausscheidung von Kalzium aus dem Körper hemmt.
- Wenn Sie wenig Obst, Gemüse und Milchprodukte essen, können Kalzium-Tabletten oder kalziumreiches Mineralwasser eine Alternative sein. Eine Überdosis Kalzium müssen Sie nicht befürchten, denn was Ihr Körper an Kalzium nicht braucht, scheidet er über Nieren und Darm wieder aus.

- Vitamin D fördert im Darm die Aufnahme von Kalzium aus der Nahrung. Ein ausgeglichener Vitamin D-Haushalt senkt Ihr Osteoporose-Risiko deshalb um rund ein Drittel. In größeren Mengen kommt Vitamin D vor allem in Fisch vor. Sie müssten zum Beispiel zwei Mal wöchentlich Lachs essen, um Ihren Bedarf an Vitamin D zu decken.
- Eine Alternative zum Fisch ist Licht. Denn mit Hilfe der UVB-Strahlung der Sonne produziert Ihre Haut Vitamin D. Vom Herbst bis zum Frühjahr gilt dies aber nur eingeschränkt – gehen Sie deshalb in diesen Jahreszeiten besonders oft tagsüber an die frische Luft.
- Nicht so häufig auf Ihrer Einkaufsliste sollten Lebensmittel stehen, die viel Phosphor enthalten. Denn Phosphor hemmt die Aufnahme von Kalzium aus Ihrem Darm. Achten Sie darauf, dass Sie phosphorreiche Nahrung mit kalziumreicher Kost ausgleichen (siehe oben).
- So manche vermeintliche Kalziumbombe hält nicht, was die Werbung verspricht: Sauermilchkäse, Quark, Frisch- und Hüttenkäse zum Beispiel werden zwar aus Milch gewonnen, aber oft decken sie Ihren täglichen Kalziumbedarf nicht, weil sie meistens auch sehr viel Phosphor enthalten.
- Lebensmittel wie Schokolade, Kakao, Rhabarber und Spinat enthalten viel Oxalsäure. Da Oxalsäure Kalzium stark an sich bindet und so verhindert, dass es von Ihrem Körper aufgenommen wird, sollten Sie nicht zu viel davon essen.
- Trinken Sie Alkohol nur in Maßen, denn Alkohol hemmt den Knochen-Stoffwechsel.

97. Verschluckte Melonenkerne nisten sich im Magen ein

Melonen sind zweifelsfrei gesund, für Eltern und erst recht für Kinder. Sie enthalten reichlich Vitamine und sind, weil sie hauptsächlich aus Wasser bestehen, fast fett- und kalorienfrei. Doch die leckerste Melone schmeckt einem gleich nur noch halb so gut, wenn man sich an die Mahnung der Eltern von früher erinnert: «Wenn du die Kerne verschluckst, wachsen dir Melonen im Bauch!»

Das ist natürlich ein Märchen. Wie alle Fremdkörper scheiden Magen und Darm auch die Melonenkerne einfach wieder unverdaut aus. Sie haben also gar keine Möglichkeit sich im Magen einzunisten und zu wachsen. Allerdings kann es in sehr seltenen Fällen passieren, dass sich Melonenkerne ähnlich wie Kirschkerne in den kleinen schlauchförmigen Blinddarm verirren, dort festklemmen und so zu einer Blinddarmentzündung führen.

98. Fingernägel und Haare wachsen nach dem Tod weiter

Fingernägel und Haare, die nach dem Tod weiter wachsen – das klingt so schön morbide und unheimlich, dass es gerne weitererzählt wird und glatt wahr sein könnte. Doch das ist es ganz sicher nicht! Allerdings verursacht ein nach dem Tode auftretendes biologisches Phänomen auf den ersten Blick tatsächlich den Anschein, als ob Haare und Nägel für eine Weile weiter wachsen.

Denn die Austrocknung der Haut und des Gewebes nach dem Tod führen dazu, dass sich die Haut auch im Bereich der Kopfbehaarung und der Fingerspitzen zurückzieht. Für den flüchtigen Betrachter sieht diese optische Illusion dann so aus, als würden Haut und Nägel weiter wachsen. Tatsächlich erfordert das Wachsen von Haaren und Nägeln aber das Zusammenspiel vieler Hormone und anderer Stoffe. Doch dieser Stoffwechsel liegt mit dem Tod eines Menschen vollständig brach.

99. Lesen bei Schummerlicht schadet den Augen

Nein, das ist ein Irrtum. Eine schummrige Beleuchtung ist allerdings anstrengend für die Augen. Das Lesen bei Schummerlicht kann deshalb das Gefühl verursachen, die Buchstaben nicht optimal fokussieren zu können. Außerdem führt es zum Nachlassen der Blinzelhäufigkeit und kann auf diese Weise trockene und brennende Augen hervorrufen. Doch sobald man aufhört zu lesen oder für eine bessere Beleuchtung sorgt, ist alles wieder in Ordnung. Lesen bei Schummerlicht kann den Augen mit großer Wahrscheinlichkeit nicht dauerhaft schaden. Allerdings ist diese Diskussion unter Augenärzten noch nicht vollständig abgeschlossen. So gibt es durchaus Hinweise darauf, dass Lesen bei Schummerlicht Kurzsichtigkeit fördern kann.

Bildschirmpausen vermeiden trockene und müde Augen

Wenn Sie viele Stunden am Computer sitzen oder Kontaktlinsen tragen, kann das den Tränenfilm Ihrer Augen stören. Ein Fremdkörpergefühl in den Augen und rasche Ermüdung sind die Folgen. Abhilfe schaffen Sie nur, wenn Sie auf Kontaktlinsen völlig verzichten und die Stunden vor dem Computerbildschirm verringern. Planen Sie zum Beispiel mindestens alle 60 Minuten eine kurze Bildschirmpause ein, in der Sie bewusst mehrfach blinzeln. Künstliche Tränen zum Einträufeln, die Ihnen der Augenarzt verschreibt, sind «die letzte Alternative».

100. «Migräne sind Kopfschmerzen, wenn man gar keine hat!»

Das behauptet zumindest der Vater von Pünktchen, Direktor Pogge, in Erich Kästners Buch ‹Pünktchen und Anton›. Direktor Pogge wollte damit seinen Unmut über seine empfindliche und nur den Freuden des Lebens zugewandte Gattin zum Ausdruck bringen.

Allerdings war das doch sehr unfair: Migräne sind tatsächlich Kopfschmerzen, und zwar meist recht heftige. Sie treten auch mehr oder weniger wann sie wollen auf und nehmen keine Rücksicht auf das, was man als Betroffener gerade tut. Wer Migräne bekommt, ist weder überempfindlich noch ein Simulant, sondern tatsächlich krank und fällt deshalb für die Arbeit aus. Auch wenn Direktor Pogge das wahrscheinlich anders sehen würde. Fast jeder Zweite in Deutschland leidet gelegentlich oder auch regelmäßig an Kopfschmerzen oder eben an Migräne, einer speziellen Kopfschmerzform. Das Leiden jedoch ist fast immer unnötig, denn die Erkenntnisse über die Ursachen der Migräne haben zur Entwicklung hochmoderner Medikamente geführt. Mit Kopfschmerzen oder Migräne muss sich deshalb heute niemand mehr abfinden!

Rund 165 verschiedene Arten von Kopfschmerzen sind derzeit bekannt Ärzte nennen sie «primäre Kopfschmerzen», wenn der Schmerz selbst die Erkrankung und nicht Folge eines anderen Gesundheitsproblems ist. Dazu gehören der Spannungskopfschmerz und die Migräne. Kopfschmerzen gelten dagegen als «organisch», wenn sie als Symptom einer anderen Erkrankung auftreten, etwa bei Hirntumoren, Halswirbelproblemen oder Erkältungen.

Eine Migräne liegt meist vor, wenn zu den regelmäßig wiederkehrenden Kopfschmerzattacken noch Begleitsymptome wie Reizbarkeit, Übelkeit, Erbrechen, Licht- bzw. Lärmscheu und Sehstörungen kommen.

Hilfe bei «normalen» Kopfschmerzen Ruhen Sie sich aus, legen Sie sich kalte Kompressen auf die Stirn oder nehmen Sie ein warmes Bad. Entspannungstechniken wie die Progressive Muskelentspannung nach Jacobson oder Autogenes Training wirken ebenfalls oft lindernd. Rezeptfreie Schmerzmittel wie Acetylsalicylsäure, Ibuprofen oder Paracetamol helfen meist besonders schnell. Am wichtigsten ist jedoch Ihre persönliche Ursachenforschung: Ist Ihr Bildschirmarbeitsplatz optimal eingerichtet? Sitzen Sie ständig schief oder im Durchzug? Müssen Sie oft den Kopf zu einer Seite drehen? Unterliegen Sie einem starken Leistungsdruck? Mitunter ist für die Bekämpfung von häufig wiederkehrenden Kopfschmerzen ein deutlicher «Dreh an der Lebensstilschraube» erforderlich. Sprechen Sie darüber gegebenenfalls mit Ihrem Hausarzt.

Hilfe bei Migräne Versuchen Sie, sich zu entspannen und auszuruhen. Kühle Tücher oder Eisbeutel und ein dunkler, ruhiger Raum bewirken oft schon eine deutliche Linderung. Meist helfen auch die rezeptfreien Schmerzmittel wie Acetylsalicylsäure oder Ibuprofen sehr gut. Reichen diese Maßnahmen jedoch nicht aus, um Ihre Migräne zu lindern, sollten Sie keinesfalls die Schmerzen einfach «aushalten». Ihr Arzt kann Ihnen sehr wirkungsvolle Medikamente speziell gegen die Migräne verschreiben. Die so genannten Triptane etwa wirken zu jedem Zeitpunkt einer Attacke und schalten den Schmerz fast wie auf Knopfdruck ab.

Die Behandlung beim Kopfschmerzspezialisten Kopfschmerz- und Migräneexperten sind oft schwer zu finden. Mitunter kennt Ihr Hausarzt einen entsprechenden Kollegen. In allen anderen Fällen können Sie die Ärztekammer Ihres Wohnortes um Nennung eines niedergelassenen Experten oder einer Kopfschmerzambulanz in Ihrer Nähe bitten. Für besonders schwere Fälle kann auch der Aufenthalt in einer speziellen Kopfschmerzklinik sinnvoll sein. Adressen erhalten Sie ebenfalls bei der Ärztekammer.

So beugen Sie einer Migräne vor

Migräneattacken lassen sich oft deutlich mildern, wenn die Auslöser bekannt sind. Am besten, Sie führen ein Kopfschmerztagebuch. So lassen sich typische Migräneauslöser wie bestimmte Nahrungsmittel leicht identifizieren. Versuchen Sie außerdem, einen regelmäßigen Schlaf-Wachrhythmus einzuhalten – auch am Wochenende. Ein ausgeglichener Lebensstil und regelmäßige Essenszeiten können die Häufigkeit von Migräneattacken ebenfalls deutlich verringern. Die Devise dabei lautet immer: Lernen Sie, Ihre Migräne zu kontrollieren, und lassen Sie sich nicht von ihr kontrollieren!

Typische Kopfschmerz- oder Migräneauslöser

- Alkohol (vor allem Rotwein)
- Gewürze (Grillgewürze, asiatische Gewürze)
- Käse
- Zitrusfrüchte
- Glutamat (Geschmacksverstärker in vielen Fertiggerichten und chinesischen Speisen)
- Zigarettenrauch
- Stress
- Angst
- Leistungsdruck (auch vermeintlicher)
- Familienkonflikte
- Erschöpfung
- Menstruation
- Wetterumschwung
- Klimawechsel
- Lichtreize
- Lärm

- Gerüche
- Saunagänge

Achtung Schmerzmittelkopfschmerz!

So paradox das klingt: Kopfschmerzmedikamente können zu Kopfschmerzen führen, wenn sie an mehr als zehn Tagen im Monat eingenommen werden. Wer betroffen ist, kann oft nicht mehr zwischen dem ursprünglichen Kopfschmerz und dem Schmerzmittelkopfschmerz unterscheiden. Deshalb gilt: Gehen Sie mit häufigen Kopfschmerzen unbedingt frühzeitig zum Arzt. Ein Schmerzmittelkopfschmerz ist oft nur sehr schwer zu behandeln.

Wann sind Kopfschmerzen gefährlich?

Auch hinter starken und dauerhaften Kopfschmerzen verbergen sich nur selten Hirntumore oder andere schwere Erkrankungen. Nur ein Arzt kann jedoch feststellen, was gerade Ihre Kopfschmerzen auslöst. Sie sollten ihn besonders dann umgehend aufsuchen, wenn Ihre Kopfschmerzen:

- nach einer Kopfverletzung auftreten
- nach starker körperlicher oder psychischer Belastung auftreten
- Erbrechen auslösen, obwohl Sie keine Migräne haben
- mit Wesensveränderungen, Bewusstlosigkeit oder epileptischen Anfällen einhergehen
- Taubheitsgefühle, Lähmungen, Sehstörungen, Nackensteifigkeit oder starke Lichtempfindlichkeit hervorrufen
- schlagartig und heftig einsetzen
- plötzlich an Intensität zunehmen oder sich in ihrer Art verändern

- über Tage oder Wochen andauern
- Sie fast täglich Schmerzmittel einnehmen müssen
- Sie sich wegen der Ursachen der Kopfschmerzen unsicher sind oder sich Sorgen machen

101. Wer gegen einen Elektrozaun pinkelt, bekommt einen Stromschlag

Nein, damit ist nicht unbedingt zu rechnen. Der salzhaltige Urin ist zwar ein vorzüglicher elektrischer Leiter. Doch der Harnstrahl löst sich schon wenige Zentimeter nach dem Verlassen der männlichen Harnröhre in viele, fürs bloße Auge unsichtbare Tropfen auf. Beim Urinieren (umgangsprachlich: Anpinkeln) auf einen Elektrozaun würde deshalb wahrscheinlich nichts passieren. Ein Restrisiko bleibt allerdings, und man sollte das Risiko eines Stromschlages über die Harnwege auf keinen Fall eingehen. Das könnte ernste Folgen für die Harnwege samt Harnblase und Nieren haben.

Was Männer ebenfalls nicht anpinkeln sollten

Öffentliches Gelände: Ein Bußgeld in bis zu vierstelliger Höhe kann auferlegt bekommen, wer in der Öffentlichkeit uriniert. Die genaue Höhe richtet sich nach dem Ort des Geschehens. Kurzes Pinkeln auf der Wiese im Stadtpark dürfte also schon für ein paar Euro zu haben sein. Für die gleiche Sauerei direkt vor dem Rathauseingang ist dagegen ein satter Aufschlag fällig. Käme allerdings jemand auf die Idee, seine volle Blase am Mast der Deutschlandfahne vor dem Bundeskanzleramt zu entleeren, wäre das unter Umständen keine Ordnungswidrigkeit mehr, sondern eine

Verunglimpfung hoheitlicher Symbole und eine Angelegenheit für den Staatsanwalt.

Harley-Davidson Motorrad: Es kann ja mal vorkommen, dass man beim Schützenfest die Motorräder neben dem Bierzelt mit Ginsterbüschen verwechselt. «Ich hau Dir gleich die Kartoffel vom Hals» ist dann ja auch nur der freundliche Hinweis des herbeieilenden Besitzers auf das näherrückende Ende der körperlichen Unversehrtheit. Für jeden Harley-Besitzer wäre das Anpinkeln seiner Maschine eine schwere Beleidigung. Beim Präsidenten eines Motorcycle-Clubs ginge die Angelegenheit wahrscheinlich nicht ohne eine Tracht Prügel aus. Glück im Unglück hätten Sie allerdings, wenn Ihnen der Besitzer die Wahl ließe: «Kartoffel vom Hals» oder «Trockenlecken, Du Sackgesicht!»

Schuhe: Urinflecken lassen sich weder aus Wildleder noch aus Nubuk- oder Anilinleder entfernen. Selbst Pflegemittel können da nicht mehr helfen. Ihr Problem hat trotzdem eine Lösung: Glattlederschuhe überstehen Urinspritzer in der Regel ohne Probleme.

Wie weit können Männer wirklich pinkeln?

Unter dem Aspekt der maximalen Weite betrachtet, ähneln die ballistischen Fakten beim Urinieren denen einer antiken Schiffskanone. Der rasant ansteigende Muskeldruck einer prallvollen Blase im Moment des Pinkelns lässt sich mit etwas Phantasie mit der Explosion des Schwarzpulvers im Kanonenrohr vergleichen. Und genau wie dessen Anstellwinkel Flugbahn und Weite der Kugel bestimmt, beeinflusst auch der Peniswinkel den Landepunkt des Urinstrahls. So weit die Physik. Änderungen der ballistischen Urinkurve sind mit zunehmendem Alter allerdings wahrscheinlich. Nach einer Studie der Urologischen Klinik der Universität Wien verringert sich das Blasenvolumen ab dem

40. Lebensjahr kontinuierlich von über 400 bis auf 265 Milliliter. Verbunden damit ist ein sinkender, in jungen Jahren maximaler Blasendruck von 75 mmHg. Während Säuglinge also locker ihre drei Meter schaffen, jubeln fortgeschrittene Senioren dagegen schon, wenn ihr Urin knapp am Hosenbein vorbeitröpfelt. Dass selbst bei jungen Männern die letzten Tropfen mitunter in die Hose gehen, liegt an einer Muskelschwäche des Beckenbodens. Zum Ende des Urinierens bewusst den Beckenboden anspannen könnte die Lösung für ein paar Zentimeter mehr sein.